Agota Barabassy

Kognitives Schätzen im Alter

Agota Barabassy

Kognitives Schätzen im Alter

Ein Vergleich zwischen Kontrollen und Patienten
mit Alzheimer Demenz und Altersdepression

Südwestdeutscher Verlag für Hochschulschriften

Impressum / Imprint

Bibliografische Information der Deutschen Nationalbibliothek: Die Deutsche Nationalbibliothek verzeichnet diese Publikation in der Deutschen Nationalbibliografie; detaillierte bibliografische Daten sind im Internet über http://dnb.d-nb.de abrufbar.

Alle in diesem Buch genannten Marken und Produktnamen unterliegen warenzeichen-, marken- oder patentrechtlichem Schutz bzw. sind Warenzeichen oder eingetragene Warenzeichen der jeweiligen Inhaber. Die Wiedergabe von Marken, Produktnamen, Gebrauchsnamen, Handelsnamen, Warenbezeichnungen u.s.w. in diesem Werk berechtigt auch ohne besondere Kennzeichnung nicht zu der Annahme, dass solche Namen im Sinne der Warenzeichen- und Markenschutzgesetzgebung als frei zu betrachten wären und daher von jedermann benutzt werden dürften.

Bibliographic information published by the Deutsche Nationalbibliothek: The Deutsche Nationalbibliothek lists this publication in the Deutsche Nationalbibliografie; detailed bibliographic data are available in the Internet at http://dnb.d-nb.de.

Any brand names and product names mentioned in this book are subject to trademark, brand or patent protection and are trademarks or registered trademarks of their respective holders. The use of brand names, product names, common names, trade names, product descriptions etc. even without a particular marking in this works is in no way to be construed to mean that such names may be regarded as unrestricted in respect of trademark and brand protection legislation and could thus be used by anyone.

Coverbild / Cover image: www.ingimage.com

Verlag / Publisher:
Südwestdeutscher Verlag für Hochschulschriften
ist ein Imprint der / is a trademark of
AV Akademikerverlag GmbH & Co. KG
Heinrich-Böcking-Str. 6-8, 66121 Saarbrücken, Deutschland / Germany
Email: info@svh-verlag.de

Herstellung: siehe letzte Seite /
Printed at: see last page
ISBN: 978-3-8381-3427-7

Zugl. / Approved by: Berlin, FU, Diss., 2009

Copyright © 2012 AV Akademikerverlag GmbH & Co. KG
Alle Rechte vorbehalten. / All rights reserved. Saarbrücken 2012

Inhaltsverzeichnis

1 Einleitung   3

1.1 Das Krankheitsbild der Alzheimer-Demenz   3
1.1.1 Definition und Epidemiologie   3
1.1.2 Neuropsychologische Diagnostik   6
1.1.3 Bildgebung   9
1.1.4 Laboruntersuchungen   10

1.2 Das Krankheitsbild der Altersdepression   11
1.2.1 Definition, Epidemiologie und klinisches Bild   11
1.2.2 Neuropsychologische Diagnostik   13
1.2.3 Bildgebung   14
1.2.4 Laboruntersuchungen   15

1.3 Das kognitive Schätzen   16

2. Fragestellungen   19

3. Methodik   21

3.1 Patienten und Probanden   21
3.2 Psychopathologischer Befund und klinisches Rating   22
3.3 Neuropsychologische Testverfahren   23
3.4 Kognitive Schätzverfahren   26
3.5 Statistik   28

4. Ergebnisse 30

4.1 Leistungen der AD-Patienten in der Neuropsychologie 30
4.2 Leistungen der LLD-Patienten in der Neuropsychologie 31
4.3 Leistung der AD-Patienten im kognitiven Schätzen 32
4.4 Leistung der LLD-Patienten im kognitiven Schätzen 34
4.5 Das kognitive Schätzen im Dreier-Gruppenvergleich 35
4.6 Diskriminanzfähigkeit der Schätzaufgaben 37
4.7 Korrelationen zwischen den Schätzaufgaben und der Neuropsychologie 39

5. Diskussion 41

5.1 Gruppenunterschiede bei der Schätzleistung von Patienten und Kontrollpersonen 41
5.2 Unterschiede in den kognitiven Schätzaufgaben - Sind die beiden Schätzaufgabentypen unterschiedlich störanfällig? 42
5.3 Beteiligte neuroanatomische Bereiche beim kognitiven Schätzen 45
5.4 Ausblick - Diagnostische Wertigkeit und Alltagspraktische Relevanz 47

6. Zusammenfassung 49

7. Verwendete Literatur 51

8. Anhang 62

8.1 Verzeichnis der Tabellen und Abbildungen 62
8.2 Verzeichnis der verwendeten Abkürzungen 63

1. Einleitung

1.1 Das Krankheitsbild der Alzheimer-Demenz

1.1.1 Definition und Epidemiologie

Demenzen zählen zu den häufigsten und hinsichtlich der Einbussen an Lebensqualität folgeschwersten Erkrankungen im Alter. Anhand der gebräuchlichen Klassifikationssysteme (ICD-10, DSM-IV) wird unter einer Demenz ein Syndrom verstanden, das als Folge einer meist chronischen oder fortschreitenden Krankheit des Gehirns auftritt und mit Störungen vieler höherer kortikaler Funktionen einschließlich Gedächtnis, Denken, Orientierung, Auffassung, Rechnen, Lernfähigkeit, Sprache und Urteilsvermögen einhergeht und dessen Ausprägung schließlich so schwerwiegend ist, dass es zu einer deutlichen Beeinträchtigung alltagspraktischer Fähigkeiten führt. Zur Abgrenzung gegenüber passageren Leistungsstörungen, wie sie beispielsweise als Folge von vorübergehenden Verwirrtheitszuständen auftreten können, wird für die Diagnose eines Demenzsyndroms eine Mindestdauer der Symptomatik von sechs Monaten gefordert.

Demenzen sind endemische Erkrankungen des höheren Lebensalters und betreffen je nach Alter und angewandtem diagnostischen Kriterium bis zu 20 % der Bevölkerung (Graham, 1997). Die häufigste Erscheinungsform demenzieller Erkrankungen ist mit ca. 60 % die Alzheimer-Demenz (AD) (Diener, 2005). Diese beginnt üblicherweise schleichend und entwickelt sich langsam und stetig über Jahre bis Jahrzehnte. Der Beginn der AD kann im mittleren Erwachsenenalter liegen, jedoch ist die Inzidenz erst ab dem 65. Lebensjahr deutlich erhöht. Die AD wird als eine kortikale Demenz verstanden, bei der sich eine ausgeprägte Hirnatrophie, vor allem im Frontal-

und Temporallappen der Hirnrinde sowie im Hippocampus und der Regio Entorhinalis zeigt. Die Läsion der Hirnrinde äußert sich in abgeflachten kortikalen Furchen und einem erweiterten Ventrikelsystem. Das neuropathologische Korrelat der ausgeprägten Hirnatrophie ist ein Nervenzelluntergang, bei dem neurofibrilläre Bündel und Amyloid-Plaques an Stelle normaler Zellelemente treten. Die Amyloid-Plaques bestehen hauptsächlich aus dem Amyloidprotein Aß42 sowie aus Astrozyten, atrophierten Neuronen und Mikroglia. Die neurofibrillären Bündel sind strang-, haken- oder knäuelförmige Verdichtungen in Nervenzellen und Ganglien, die aus zytoskelletaren Elementen, vor allem aus Phosphotau bestehen. Der Nervenzelluntergang führt zu einem Mangel an Überträgerstoffen, wobei die Abnahme von Acetylcholin besonders evident ist.

Die definitive Diagnose einer AD stützt sich auf den autoptischen Nachweis der typischen Hirnläsionen post mortem. Allerdings kann die AD durch gute diagnostische Kriterien schon zu Lebzeiten mit einer hohen Wahrscheinlichkeit (80-90 %) erkannt werden. Das diagnostische Vorgehen erfolgt in zwei Schritten: Es sieht zunächst die Diagnose des Demenzsyndroms und im Anschluss eine Differenzialdiagnose der dem Demenzsyndrom zu Grunde liegenden Erkrankung vor. Dazu wird anhand der Anamnese, der Fremdanamnese und den Ergebnissen einer neuropsychologischen Testung das Vorliegen eines Demenzsyndroms diagnostiziert, um dann mit Hilfe einer körperlich-neurologischen Untersuchung, diversen Laboruntersuchungen, einer Liquordiagnostik und einer Bildgebung (CCT, MRT) die Ursache des Demnzsyndroms zu erfassen. Als diagnostische Herausforderung gilt dabei vor allem die Früherkennung von Demenzen oder ihrer potenziellen Vorformen, die als leichte kognitive Störung (mild cognitive impairment = MCI) bezeichnet werden. Das von Petersen geprägte Konzept des MCI stellt eine Vorstufe der AD dar, bei der eine isolierte Gedächtnisstörung ohne Beeinträchtigung anderer kognitiver Leistungen (wie z.B. Sprache, Exekutivfunktionen, etc.) oder der alltagspraktischen Fähigkeiten besteht (Petersen, 2004). Die MCI wird als eine Übergangsstufe zwischen gesundem Altern und einer AD verstanden. Eine Weiterentwicklung der Erkrankung mit einer Progression zur manifesten AD ist mit verschiedenen Übergangsraten pro Jahr (je nach Studie 8-23 %) beschrieben worden (Kurz, 2004). Diese Progressionsraten sind deutlich höher als die Progressionsrate von nur 1-2 % vom gesunden Altern zu einem manifesten Demenzsyndrom, so dass einer Früherkennung der Erkrankung eine wichtige diagnostische Bedeutung zukommt.

Die Progression des MCI in eine manifeste Demenz geht mit einer Zunahme der Beeinträchtigungen einher. Anhand der NINCDS-ADRDA-Diagnosekriterien für eine wahrscheinliche AD (McKhann, 1984) sind Defizite in mindestens zwei kognitiven Bereichen, eine progrediente Störung des Gedächtnisses ohne Bewusstseinsstörungen und fehlende Hinweise für andere ursächliche System- oder Hirnerkrankungen gefordert. Dabei werden eine zunehmende Verschlechterung spezifischer kognitiver Funktionen (wie z.B. der Sprache, der Motorik oder der Wahrnehmung), eine Beeinträchtigung von Alltagsaktivitäten, das Auftreten von Verhaltensänderungen sowie eine positive Familienanamnese für ähnliche Erkrankungen als Hinweis gebende Befunde für eine AD angenommen. Zunächst können Persönlichkeit, zwischenmenschlicher Rapport und kognitives Tempo unauffällig sein, später werden auch diese Bereiche von der Erkrankung erfasst. Auch neurologische Symptome im Sinne einer Hyposmie, später auch Gangstörungen und Inkontinenz, sind beschrieben. Psychiatrisch sind vor allem Depressionen, Angst, Erregung, Unruhe und Wahnstörungen häufige Begleiterscheinungen der Demenz (Diener, 2005).

1.1.2 Neuropsychologische Diagnostik

Für die Prüfung der kognitiven Funktionen werden standardisierte und normierte neuropsychologische Testverfahren herangezogen, die sich in der Diagnostik der Demenz bewährt haben. Dabei ergeben sich für die Neuropsychologie bei der Demenzdiagnostik vier Hauptaufgaben: Früherkennung, Beitrag zur Differenzialdiagnose, Verlaufsbeobachtung und Erfassung des Schweregrades. Eine bei Demenzfragestellungen angemessene, neuropsychologische Testbatterie sollte die differenzierte Beurteilung von Gedächtnisleistungen (verbal, nonverbal, unmittelbare und verzögerte freie Wiedergabe, Wiedererkennen), Sprache (Wortflüssigkeit, Benennen), visuokonstruktiven Fähigkeiten, Aufmerksamkeit und exekutiven Funktionen erlauben (Lindeboom, 2004). Diese Anforderung an die neuropsychologische Testbatterie erklärt sich dadurch, dass ein typisches Symptommuster der leichten bis mittelschweren AD eine Störung im episodischem Gedächtnis, in der Sprache (Wortflüssigkeit und Benennen) und in der konstruktiven Praxie beinhaltet.

Unter dem Oberbegriff Gedächtnis subsumieren sich verschiedene sowohl zeitliche als auch inhaltliche Dimensionen. Die geläufigere Aufteilung ist die Zeitliche, anhand derer das Gedächtnis in Ultrakurzzeit-, Kurzzeit- und Langzeitgedächtnis unterteilt wird (Attkinson 1968; Luria, 1973). Das Ultrakurzzeitgedächtnis bezeichnet eine für einige Millisekunden währende Informationspräsentation, die die früheste Stufe der Reizwahrnehmung kennzeichnet. Eine Weiterverarbeitung dieser Information findet im Kurzzeitgedächtnis statt. Dort verweilt die Information für einige Sekunden und kann durch inneres Wiederholen länger aufrechterhalten werden. Je nach Verarbeitungstiefe kann sich die Information dann im Langzeitgedächtnis konsolidieren. Das Langzeitgedächtnis kann anhand inhaltlicher Gesichtspunkte in einen deklarativen (expliziten) und einen non-deklarativen (impliziten) Teil unterteilt werden (Tulving, 1972). Das explizite

Gedächtnis teilt sich wiederum in das semantische und das episodische Gedächtnis. Das episodische Gedächtnis umfasst dabei die Erinnerung an Episoden, Ereignisse und Tatsachen aus dem eigenen Leben und die Umstände, unter denen diese geschahen. Beispiele von episodischen Gedächtnisleistungen sind z.B., dass man sich an die Geburt der eigenen Kinder oder die Verteidigung seiner Promotionsarbeit erinnert. Typischerweise sind Tests, bei denen verbale oder nonverbale Inhalte gelernt und wiedergegeben werden sollen, Tests des episodischen Gedächtnisses (Strauss, 2006). Das semantische Gedächtnis beinhaltet demgegenüber allgemeine Kenntnisse, Wortschatz- und Faktenwissen, die von der eigenen Person unabhängig sind. Beispiele für semantische Gedächtnisleistungen ist z.B. das Wissen, dass Paris die Hauptstadt von Frankreich ist oder dass Kothurn ein geschnürter, wadenhoher Schaftstiefel ist (Beispiel aus dem Wortschatztest; siehe Methoden). Im Gegensatz zum episodischen Gedächtnis ist das semantische Gedächtnis unabhängig vom Lernkontext. Beispiele von semantischen Gedächtnistests sind z.B. Wortschatztests oder Benenntests.

Im Weiteren hat sich der Begriff des Arbeitsgedächtnisses als Teil des Kurzzeitgedächtnisses etabliert. Dieser Speicher nimmt neue Informationen auf und kann auf bereits gespeicherte Informationen zurückgreifen, diese miteinander in Beziehung setzen, bearbeiten und manipulieren. Für komplexe geistige Operationen wie problemlösendes und planendes Denken ist sein Funktionieren Voraussetzung. Das problemlösende, planende Denken sowie die strategische Optimierung, Koordination, Inhibition falscher Antworten und Überwachung einzelner Subprozesse sind Teile eines multioperationellen Systems, das unter dem Begriff der Exekutivfunktion subsumiert wird (Lezak, 2004). Der Exekutivfunktion kommt eine entscheidende Rolle bei der erfolgreichen Bewältigung komplexer kognitiver Aufgaben zu.

Wie oben bereits erwähnt, kommen neben Gedächtnistests auch Tests zur Prüfung der Visuokonstruktion und der Sprache in der Demenzdiagnostik zum Einsatz. Im Bereich der Visuokonstruktion werden in der Regel geometrische Figuren zum Abzeichnen vorgegeben (z.B. zwei Fünfecke die sich in einem Viereck schneiden). Je komplexer die Figuren sind, desto eher wird eine Beeinträchtigung sichtbar. Die Visuokonstruktion umfasst Bereiche des räumlichen Denkens und der Orientierung (Lindeboom, 2004).

Störungen im Bereich der Sprache sind ebenfalls ein frühes diagnostisches Kriterium für eine Demenz. Bereits im Gespräch können Wortfindungsstörungen und eine Verarmung des Wortschatzes auffallen. Zur Prüfung der Sprachleistung kommen Wortflüssigkeitsaufgaben und Benennaufgaben zum Einsatz. Erstere sind neben den episodischen Gedächtnisleistungen die sensitivsten Indikatoren für eine beginnende demenzielle Entwicklung.

Durch das Muster der neuropsychologischen Leistung lassen sich anhand der gezeigten Beeinträchtigungen Rückschlüsse auf die Intaktheit der zur Grunde liegenden neuroanatomischen Bereiche ziehen: Für die Speicherung episodischer Gedächtnisinformationen sind insbesondere die Kern- und Faserkomplexe des medialen Temporallappens (hier besonders der Hippocampus und entorhinale Kortex) und des medialen Dienzephalons (hier besonders medialer Thalamus) von Bedeutung, so dass Defizite in den Gedächtnisleistungen auf Läsionen in diesen Kortexarealen hindeuten. Ebenso deuten Defizite im semantischen Gedächtnis auf Läsionen der Basalganglien und des Neokortex, Defizite in der Sprachleistung auf temporale Kortexläsionen und Defizite bei den exekutiven Funktionen, bei der Aufmerksamkeit und zum Teil auch bei der Visuokonstruktion auf frontale Kortexläsionen hin.

Eine gewisse Beeinträchtigung der neuropsychologischen Leistung geht mit dem Altern einher und ist nicht pathologisch. So zeigen gesunde alte Menschen im Vergleich zu jungen Personen neben einer Verlangsamung in der Informationsverarbeitung (Verhaeghen, 1997), Einschränkungen im episodischen Gedächtnis, bei der räumlichen Orientierung und bei den exekutiven Funktionen (Lindeboom, 2004). Die „kristallinen" Fähigkeiten, d.h. die durch Bildung erreichten Fähigkeiten und Kenntnisse, bleiben dagegen beim „gesundem Altern" unbeeinträchtigt.

1.1.3 Bildgebung

Neben neuropsychologischen Testverfahren und Untersuchungsinstrumenten zur Erfassung nicht-kognitiver Parameter leisten die craniale Computer-Tomographie (CCT) und die Magnet-Resonanz-Tomographie (MRT) einen wichtigen differenzialdiagnostischen Beitrag zur Demenzdiagnostik, so dass die zerebrale Bildgebung in der Basisdiagnostik der Demenz unverzichtbar geworden ist (Knopman, 2001). Mit Hilfe der Bildgebung können die Alzheimer-typischen Veränderungen (s.u.) dargestellt und andere mögliche Demenzursachen (vaskuläre Enzephalopathie, Tumore) ausgeschlossen werden. Wegen der verringerten Strahlenexposition und der höheren Aussagekraft ist bei neu aufgetretenen Gedächtnisstörungen die Kernspintomographie zu bevorzugen (Braffman, 2000; Knopman, 2001).

Bei der Alzheimer-Erkrankung zeigen sich in der Bildgebung unspezifische Erweiterungen der inneren und äußeren Liquorräume auf dem Boden einer diffusen Hirnatrophie. Insbesondere findet sich eine hippocampale Atrophie, wobei der linke Hippocampus stärker betroffen zu sein scheint als der rechte (Müller, 2005). Mit quantitativen MRT-Verfahren können Gesamt- und Teilvolumina des Hippocampus sowie Atrophieraten bestimmt werden (De Toledo-Morrell, 1997). Während ältere Studien noch von einer hohen Validität dieser Untersuchung ausgingen, zeigen neuere Studien, dass die Volumetrie im Vergleich mit der visuellen Beurteilung der MRT-Bilder durch einen Fachmann keinen Vorteil bietet (Bresciani, 2005).

Neben CCT und MRT liefern Single-Photon-Emissions-Computertomographie (SPECT) und Positron-Emissions-Tomographie (PET)

Aussagen über funktionelle Größen des Gehirns (Blutfluss, Stoffwechselraten für Glukose oder Sauerstoff). Insbesondere mittels des PET sind metabolische Störungen nachzuweisen, die bei der AD typischerweise vorrangig den parietotemporalen Assoziationskortex und erst später den frontalen Kortex betreffen, während die primären kortikalen Regionen, Stammganglien, der Thalamus, Hirnstamm und das Cerebellum weitgehend unauffällig bleiben.

1.1.4 Laboruntersuchungen

Da als Ursache für die AD auch immer wieder genetische Faktoren diskutiert wurden, galt in den letzten 20 Jahren besondere Aufmerksamkeit dem Gen für das Apolipoprotein (ApoE). Bei Patienten mit einer AD wurde eine deutliche Häufigkeit des in der Allgemeinbevölkerung selten auftretenden ApoE-4-Allels gefunden. Obwohl ein ApoE-4-Allel das Risiko für eine Alzheimer-Erkrankung um das 2-3-fache erhöhen kann, ist der Nachweis dieses Allels weder notwendig noch hinreichend für das Vorliegen einer AD (Knopman, 2001; Kurz, 2002). Es wird lediglich als ein zusätzlicher Risikofaktor angesehen.

Die Liquordiagnostik nimmt in der Demenzdiagnostik eine zunehmend wichtig werdende Rolle ein. Zum einen können durch die Bestimmung von entzündlichen Parametern inflammatorische Erkrankungen abgegrenzt werden, zum anderen kann mit Hilfe der Bestimmung von spezifischen Biomarkern (Tau, Phospho-Tau und ß-Amyloid 1-42) eine Alzheimer-Erkrankung bereits in frühen Stadien erkannt werden (Riemenschneider, 2002). Dabei ist das Tau-Protein ein aus zu Grunde gegangenen Nervenzellen freigesetztes intrazelluläres Protein und das ß-Amyloid 1-42 (Aß42) eine extrazelluläre Aminosäure, das den Hauptbestandteil der Alzheimer-Plaques bildet. Die typische Alzheimer-Konstellation ist ein Tau-

Erhöhung und eine Aß42 Senkung, welches als Hinweis auf das Vorliegen einer neurodegenerativen Erkrankung interpretiert wird.

1.2 Das Krankheitsbild der Altersdepression

1.2.1 Definition, Epidemiologie und klinisches Bild

Die meisten Menschen kennen Zustände der Deprimiertheit, in denen sie sich im Zusammenhang mit belastenden Ereignissen, Erkrankungen oder sozialen Stresssituationen traurig, niedergeschlagen oder lustlos fühlen. Davon abzugrenzen sind klinisch relevante depressive Störungen, bei denen die Symptome eine bestimmte Zeitdauer und Intensität überschreiten müssen. Anhand der ICD-10-Kriterien wird die Depression als ein Zustand bezeichnet, bei dem der betroffene Patient unter einer gedrückten Stimmung und einer Verminderung von Antrieb und Aktivität leidet. Die Fähigkeit Freude zu empfinden, das Interesse und die Konzentration sind dabei vermindert. Ausgeprägte Müdigkeit kann nach jeder kleinsten Anstrengung auftreten. Der Schlaf ist meist gestört, der Appetit vermindert. Selbstwertgefühl und Selbstvertrauen sind fast immer beeinträchtigt. Schon bei der leichten Form kommen Schuldgefühle oder Gedanken über die eigene Wertlosigkeit vor. Die gedrückte Stimmung verändert sich von Tag zu Tag wenig, reagiert nicht auf Lebensumstände und kann von sogenannten "somatischen" Symptomen begleitet werden wie z.B. Früherwachen, Morgentief, deutliche psychomotorische Hemmung, Agitiertheit, Appetitverlust, Gewichtsverlust und Libidoverlust. Abhängig von der Schwere der Symptome ist eine depressive Episode als leicht, mittelgradig oder schwer zu bezeichnen.

Depressive Syndrome gehören neben den Demenzen zu den häufigsten psychischen Erkrankungen des höheren Lebensalters und betreffen je nach Studienlage 15-30 % der alten Menschen (Gallo, 1999). Die Symptome und der Verlauf der depressiven Erkrankung stellen sich im Alter oft anders dar als in jüngeren Jahren. So zeigen ältere depressive Patienten neben einem Interesseverlust, einer Antriebslosigkeit und vermehrter Hilfebedürftigkeit vor allem auch körperliche Symptome (Kopf- und Gliederschmerzen, Schlafstörungen, Appetitstörungen), Angst (klagsamer, dysphorischer Affekt) und kognitive Symptome (Gedächtnis- und Konzentrationsstörungen). Die kognitiven Störungen treten bei 14 % der depressiven Patienten auf (Alexopoulos, 1998) und können hierbei derart ausgeprägt sein, dass sie die neuropsychologischen Kriterien für das Vorliegen eines Demenzsyndroms erfüllen. Die Annahme, dass diese Kognitionseinbussen reversibel sind und nach Abklingen der Depression remittieren (Caine, 1981), führte zum Begriff der depressiven Pseudodemenz (Kiloh, 1961). Neuere Studien zeigen jedoch, dass die bei der Depression auftretenden kognitiven Störungen nicht vollständig reversibel sind (Reischies, 2000) und auch nach Abklingen der Depression persisieren können.

Die Altersdepression (late life depression = LLD) mit kognitiven Störungen stellt einen wichtigen Risikofaktor für die Entwicklung einer Demenz dar (Jorm, 2001) und kann die Wahrscheinlichkeit, an einer Demenz zu erkranken um 40 % erhöhen (Alexopoulos, 1993). Dabei versteht man unter einer LLD eine erstmals im Alter auftretende depressive Episode. Sie kann in 5-10 Jahren zu einem manifesten Demenzsyndrom führen (Kral, 1989) und Frühsymptom einer beginnenden Demenz sein (Berger, 1999) bzw. die kognitiven Störungen bei einer vorhandenen Demenz weiter verschlechtern (Rovner, 1989). Eine begleitende depressive Symptomatik kann darüber hinaus bei ca. 15-50% der dementen Patienten auftreten und zählt zu den häufigsten Begleiterkrankungen des MCI und der AD (Migliorelli, 1995; Rovner, 1989). Somit ist die LLD eine wichtige Differential- bzw. Nebendiagnose der AD.

Nachfolgend sollen daher die bei den Demenzerkrankungen angewandten diagnostischen Methoden auch für die LLD dargestellt werden. So sollen in Abgrenzung zu den Demenzen kurz die für die LLD typischen Ergebnisse der neuropsychologischen Defizite, der bildgebenden Verfahren und der Labordiagnostik dargestellt werden, wenngleich nicht alle diese Untersuchungsmethoden zur Diagnosestellung einer Depression notwendig sind. Allerdings können sie eine wertvollen Beitrag zur Differentialdiagnose bieten.

1.2.2 Neuropsychologische Diagnostik

Die diagnostische Unterscheidung zwischen depressiven Störungen mit kognitiven Einbußen einerseits und kognitiver Leistungsminderung im Sinne einer Demenz mit depressivem Syndrom andererseits gibt auch heute noch eine Reihe von Problemen auf. Für das Vorliegen einer depressiven Erkrankung bei vorhandenen kognitiven Minderleistungen spricht in der Regel, dass depressive Patienten – anders als Demenzpatienten – keine Orientierungs- und Auffassungsstörungen haben. Auch profitieren depressive Patienten anders als Demenzpatienten in der Regel von Lernangeboten, was sich u.a. zeigt in Leistungssteigerungen bei wiederholten Testanwendungen oder aber in besseren Testleistungen beim Wiedererkennen im Vergleich zur freien Reproduktion beim Gedächtnis für Wörter. Allerdings zeigen Patienten mit einer LLD im Vergleich zu gesunden älteren Menschen ein oberflächliches Enkodieren, so dass sie sich weniger Begriffe merken können. Im Weiteren finden sich bei der LLD mit kognitiven Störungen in Abgrenzung zu gesunden, altersgleichen Personen Beeinträchtigungen in der Konzentration und Aufmerksamkeit, in der Sprache und in den Exekutivfunktionen. Neuere Studien zeigen, dass bei der LLD vor allem auch die Verarbeitungsgeschwindigkeit und die Visuokonstruktion beeinträchtigt sind (Butters, 2004). Diese können bei depressiven Patienten sogar stärker beeinträchtigt sein als bei Patienten mit leichten Demenzen. Insgesamt lassen sich die neuropsychologischen Leistungen der depressiven Patienten zwischen denen der hinsichtlich ihres Alters vergleichbaren gesunden Personen und denen der dementen Patienten ansiedeln (Lamberty, 1993).

Die neuropsychologische Untersuchung von depressiven Patienten sollte zusätzlich auch den Einsatz von standardisierten Skalen, die entweder durch Eigen- oder Fremdbeurteilung die Depressivität des Patienten erfassen, beinhalten. Anhand dieser Depressionsskalen lassen sich der aktuelle Schweregrad und der Verlauf der Erkrankung darstellen.

1.2.3 Bildgebung

Ähnlich wie bei der Diagnostik der Demenzen werden auch in der Diagnostik der LLD das CCT und das MRT eingesetzt. Diese werden einerseits zum Ausschluss von anderen, eine Depression bedingenden Erkrankungen (z.B. Tumoren) und differentialdiagnostisch zur Abgrenzung von Demenzen eingesetzt, andererseits zeigen sie auch für die LLD typische Veränderungen. So konnte in mehreren MRT-Studien für die LLD eine Volumenreduktion im frontalen und orbitofrontalen Kortex, im Hippocampus, in der Amygdala und in den Basalganglien dargestellt werden (Coffey, 1993; Sheline, 1999; Sheline, 2003). Andere Studien konnten eine Assoziation zwischen der LLD und leukencephalopathischen Veränderungen vor allem in der frontalen bzw. prefrontalen weißen Substanz zeigen (Krishnan, 1988; Taylor, 2005). Eine Volumenreduktion und eine Zunahme der leukencephalopathischen Veränderungen gehen also mit einer LLD einher. Da Studien außerdem gezeigt haben, dass die leukencephalopathischen Veränderungen am ehesten durch eine cerebrale Ischämie bedingt sind, wurde das Krankheitskonzept der „vaskulären Depression" entwickelt (Coffey, 1988; Thomas, 2002).

1.2.4 Laboruntersuchungen

Bei der Depression dient die laborchemische Untersuchung einerseits zum Ausschluss einer körperlichen Erkrankung, die mit einer Depression einhergeht (z.B. Schilddrüsenunterfunktion, Tumore, Suchterkrankungen) und andererseits zur Erfassung des Kortisolspiegels. Einige Studien haben nämlich gezeigt, dass der Kortisolspiegel bei der Depression erhöht ist. Diese wird durch eine Hyperaktivität der hypothalamischen-pituitaren-adrenalen Achse hervorgerufen (Board, 1957) und lässt sich anhand des Dexametason-Hemm-Testes (DST) erfassen. Die externe Gabe von Dexamethason führt im Normalfall zum Absinken der ACTH-Produktion und somit zum Absinken des Kortisolspiegels. Während bei Gesunden und dementen Patienten (Georgotas, 1986) durch die Einnahme von Dexamethason der Kortisonspiegel im Blut zurückgeht (Suppressore), bleibt bei den depressiven Patienten der Kortisolspiegel erhöht (Non-Suppressore). Andere Studien bezweifeln die differentialdiagnostische Wertigkeit des DST (Berger, 1984). Aus Studien ist weiterhin bekannt, dass bei der Depression biochemisch ein Hypometabolismus der dorsalen neokortikalen Strukturen und ein Hypermetabolismus der ventralen limbischen Strukturen besteht (Alexopoulos, 2005), der sich durch ein Serotonin- und Noradrenalinmangel und einen Gabaergen-Überschuss äußert. Dies lässt sich allerdings mit Hilfe von routinemäßig durchgeführten Laboruntersuchungen nicht darstellen.

Einige ältere Studien zeigen für die LLD mit kognitiven Einbußen eine Assoziation mit dem ApoE-4-Allel (Krishnan, 1996). Das gleichzeitige Vorliegen eines ApoE-4-Allels und einer LLD soll dabei ein doppeltes Risiko für die Entwicklung einer AD darstellen. Neuere Studien zeigen jedoch keine erhöhte Assoziation zwischen dem ApoE-4-Allel und den kognitiven Störungen im Rahmen einer LLD, sondern nur eine Assoziation zwischen ApoE-4-Allel und Erkrankungsalter (Butters, 2003).

1.3 Das kognitive Schätzen

Viele Handlungen unseres Alltags sind von Vermutungen, Schätzungen und Ahnungen bestimmt. Dabei generieren wir ständig Antworten auf Fragen, für die uns die exakten Lösungen nicht zur Verfügung stehen. Überlegt man z.B. wie viel Zeit man noch hat um die Straße zu überqueren bevor ein auf uns zufahrendes Fahrzeug uns erreicht, oder wie viel Nudeln man für zwei Personen kochen muss, so ist man auf mehr oder minder genauere Schätzungen angewiesen. Der Fähigkeit, diese Schätzungen vornehmen zu können, kommt eine hohe Bedeutung in unserem Alltag zu. Es wird vermutet, dass an diesem Prozess des kognitiven Schätzens das Arbeitsgedächtnis, das Langzeitgedächtnis und exekutive Funktionen beteiligt sind (Brand, 2003).

Der erste an gesunden Kontrollpersonen und Patienten erprobte Test zum kognitiven Schätzen war der von Shallice und Evans entwickelte 'Cognitive Estimation Test' (CET; Shallice, 1978). Der CET besteht aus 15 Schätzaufgaben, die verschiedene Aspekte des Schätzens abdecken, ohne spezifisch definierte Kategorien abzufragen. Die Antworten können numerischer oder nicht-numerischer Natur sein. Shallice und Evans zeigten, dass Patienten mit frontalen Läsionen im Vergleich zu gesunden Kontrollen und Patienten mit posterioren Läsionen in ihren Schätzleistungen schlechter waren, so dass angenommen wurde, dass zum korrekten Schätzen intakte frontale bzw. exekutive Funktionen benötigt werden. Die Bedeutung des Frontallappens beim kognitiven Schätzen wurde ebenso von Smith und Milner im Jahre 1984 beschrieben: Beim Vergleich von Patienten mit frontalen oder temporalen Läsionen und gesunden Kontrollen zeigte sich, dass die Patientengruppe mit der frontalen Läsion in ihrer Schätzleistung (hier: Schätzen von Preisen) im Vergleich zu den anderen Gruppen signifikante Beeinträchtigungen zeigte. Die Rolle des frontalen Kortex beim kognitiven Schätzen wurde auch von Shoqueirat beschrieben, der in seiner Studie über frontale Läsionen zeigte, dass eine signifikante Korrelation zwischen dem CET und der verbalen Flüssigkeit, einen Maß für die Exekutivfunktion, besteht (Shoqueirat, 1990). Die Ergebnisse dieser Studien konnten jedoch in einer Arbeit von Appollonio (2003) an Parkinsonpatienten ohne Demenz nicht bestätigt werden: Hier zeigte sich keine Korrelation zwischen dem CET und den frontalen Funktionen.

Shallice und Evans nahmen an, dass die Fragen des CET aus dem Allgemeinwissen, ohne jedoch sofort eine offensichtliche Strategie zur Antwortfindung zu haben, beantwortet werden können. Belege für die Annahme, dass das Allgemeinwissen bzw. das semantische Gedächtnis beim kognitiven Schätzen eine wichtige Rolle spiele, sind einer Studie von Mendez und Mitarbeitern (1998) zu entnehmen. Die Autoren zeigten in ihrer Untersuchung an Alzheimer-Patienten und Patienten mit einer frontotemporalen Demenz (FTD), dass sich die Alzheimer-Patienten stärker verschätzen als die Patienten mit einer FTD. Diese Ergebnisse standen jedoch im Widerspruch zu der Annahme, dass Patienten mit einer FTD, demnach mit einer ausgeprägteren, frontalen Dysfunktion, schlechtere Schätzleistungen erzielen. Dieses Ergebnis wurde auf das bei Alzheimer-Patienten in der Regel stärker betroffene semantische Gedächtnis zurückgeführt. Die Rolle des semantischen Gedächtnisses beim kognitiven Schätzen konnte auch von Della Sala gezeigt werden, indem eine signifikante Korrelation zwischen dem CET und der General Knowledge of the World Task (ein Maß für das semantische Gedächtnis) dargestellt werden konnte (Della Sala, 2003). Eine neue Studie von Levinoff an gesunden Probanden und an Patienten mit leichten kognitiven Störung und AD unterstrich erneut die Bedeutung des semantischen Gedächtnisses und der frontalen Strukturen für die Schätzleistung (Levinoff, 2006).

Wegen der widersprüchlichen Ergebnisse der Studien wurde der CET 1994 von O' Carroll in Frage gestellt. Die an 150 gesunden Kontrollen durchgeführte Studie zeigte, dass es nur schwache Korrelationen zwischen der Allgemeinbildung und dem CET gibt und dass das CET keine klar definierte Größen misst (O' Carroll, 1994). In einer weiteren Studie konnte die Gruppe von O' Carroll an einer großen Gruppe von Patienten (Patienten mit Schädelhirntrauma, Gehirntumor, rupturierten Aneurysmen, Multiple Sklerose, Demenz, Enzephalitis, Korsakoff's Syndrom, Depression und Angst) im Vergleich zu gesunden Kontrollen zeigen, dass es keine signifikanten Unterschiede zwischen der Schätzleistung von Patienten mit frontalen und posterioren Läsionen gibt (Taylor, 1995). Somit wurde die Sensitivität des Tests zur Erfassung von frontalen Dysfunktionen in Frage gestellt.

Für den deutschsprachigen Raum entwickelten Brand und Mitarbeiter (2003) einen neuen „Test zum kognitiven Schätzen (TKS)". Dieser umfasste 16 Schätzaufgaben zu den Kategorien Größe, Gewicht, Anzahl und Zeit, worauf ausschließlich numerische Antworten gegeben werden sollten. Die Definition von Kategorien und die Beschränkung der Antwortmöglichkeiten auf Zahlen waren neu im Vergleich zu dem CET. Untersucht wurde die kognitive Schätzleistung von Alzheimer- und Korsakow-Patienten im Vergleich zu gesunden Kontrollen. Die Ergebnisse dieser Studie unterstrichen die Bedeutung des semantischen Gedächtnisses und der Exekutivfunktion für die kognitive Schätzleistung (Brand, 2003).

2. Fragestellungen

Gegenstand der vorliegenden Arbeit war es, die kognitive Schätzleistung von Alzheimer-Patienten, Kontrollpersonen und depressiven Patienten bezüglich der Schätzqualitäten Länge, Menge, Zeit, Geschwindigkeit und Gewicht zu erfassen. Dazu wurde ein eigens entwickelter, leicht durchführbarer kognitiver Schätztest eingesetzt. Dieser Test unterscheidet sich von den bestehenden kognitiven Schätztests darin, dass für einige der Schätzaufgaben tatsächliche, dreidimensionale Objekte präsentiert werden. Diese Herangehensweise erlaubte uns auch solche Schätzaufgaben zu stellen, für die keine besonderen Vorkenntnisse, wie z.B. Bildung, Sprachverständnis, Objektverständnis, etc. nötig waren.

Im Mittelpunkt der durchgeführten Untersuchung standen folgende Fragen:

1. Zeigen sich Gruppenunterschiede bei der Schätzleistung von Patienten und Kontrollpersonen?
2. Die Schätzaufgaben wurden in zwei Gruppen geteilt, je nachdem ob für die Aufgabe tatsächliche Objekte präsentiert wurden oder nicht. Uns interessierte die Frage ob die zwei Typen von Schätzaufgaben unterschiedlich störanfällig sind?
3. Lassen sich an Hand der erzielten Ergebnisse neuroanatomische Korrelate bestimmen, die für den Prozess des kognitiven Schätzens von Bedeutung sind und werden bei den zwei Schätzaufgabentypen unterschiedliche neuroanatomische Bereiche aktiviert? Dies ist besonders wegen der für diesen Prozess beschriebenen Rolle des frontalen Kortex und des semantischen Gedächtnisses von Interesse gewesen.
4. Kann das kognitive Schätzen in der Differenzialdiagnostik von Depressionen und Demenzen in Abgrenzung zu Kontrollen dienlich sein?

5. Lassen sich anhand der Ergebnisse, angesichts der wichtigen Rolle des kognitiven Schätzens in unserem Alltag, alltagrelevante Rückschlüsse ziehen und wenn ja welche?

3. Methodik

3.1 Patienten und Probanden

An der Untersuchung nahmen insgesamt 140 Personen beiderlei Geschlechtes teil, davon 48 Patienten mit einer Alzheimer-Demenz (AD), 44 Patienten mit einer Altersdepression (LLD) und 48 Kontrollpersonen (KP). Die Studienteilnehmer stellten sich im Rahmen der Gedächtnissprechstunde der Charité vor und durchliefen ausführliche klinische, neuropsychologische, radiologische, und laborchemische Untersuchungen. Als Kontrollpersonen galten all jene Teilnehmer, die nach ausführlicher Untersuchung keine Auffälligkeiten zeigten und bei denen anamnestisch keine neurologisch-psychiatrische Erkrankung vorlag. Allerdings waren diese Personen nicht als *gesunde* Kontrollen zu bezeichnen, da sie sich mit subjektiven Gedächtnisklagen vorstellten. Eine LLD wurde anhand der DSM-IV-Kriterien für Depressionen diagnostiziert, deren Schwere mit Hilfe des Montgomery-Asperg-Depression-Rating-Scale (MADRS; Montgomery, 1979) erfasst wurde. Eine AD wurde anhand der NINCS-ADRA- und DSM-IV-Kriterien diagnostiziert.

Eine Übersicht über die klinischen Charakteristika der Studienteilnehmer wird in Tabelle 1 gegeben. Zwischen den Gruppen gab es keine signifikanten Unterschiede hinsichtlich des Geschlechtes (p=0,87). Unterschiede zwischen ihnen zeigten sich jedoch hinsichtlich der Bildung (p=0,001) und des Alters (p=0,000), so dass statistische Berechnungen bildungs- und alterskorrigiert wurden.

	KP	LLD	AD
	MW ± SD	MW ± SD	MW ± SD
Sex (männlich / weiblich)	17 / 31	17 / 27	16 / 32
Alter (Jahre)	62.5±7.8	63.7±11.0	74.9±9.3
Bildung (Schuljahre)	13.7±3.3	11.2±3.4	11.7±3.4

Tab. 1 Demographischen Charakteristika der Patienten und Kontrollen.

3.2 Psychopathologischer Befund und klinisches Rating

Der psychopathologischer Befund ist ein klinisches Beurteilungsverfahren, der verschiedene psychisch relevante Kriterien (Bewusstseinszustand, Orientierung, Aufmerksamkeit, Gedächtnisleistung, formale und inhaltliche Denkstörungen, Affekt, Antrieb, Ängste, Zwänge und somatische Aspekte wie Appetit, Schlaf und körperliche Verfassung) erfasst, um den psychischen Zustand einer Person zu objektivieren. Er gibt einen ersten Anhalt für das Vorliegen einer Störung und die Richtung für weitere Untersuchungen vor. Die Erhebung des psychopathologischen Befundes erfolgte in der Form eines strukturierten Interviews mit dem behandelnden Arzt. Für das Vorliegen einer depressiven Störung sprachen eine formale Verlangsamung, gedrückte Stimmung, Antriebslosigkeit, Grübelneigung, Schlafstörungen, Appetitstörungen und körperliche Beschwerden verschiedenen Ausmaßes. Für das Vorliegen einer AD gaben Gedächtnis-, Orientierungs- und Konzentrationsstörungen einen ersten Anhalt.

Das klinische Rating bedient sich verschiedener Skalen, um ein Maß für das komplexe klinische Bild zu erhalten. Es beurteilt dabei die in den Skalen aufgeführten Symptome hinsichtlich ihres Auftretens und Schweregrades und wird vom Untersuchenden durchgeführt, erfordert also keine aktive Mitarbeit seitens des Patienten. Zur Beurteilung der Depressivität wurde die

Fremdbeurteilungsskala Montgomery-Asberg-Depression-Rating-Scale (MADRS) benutzt. Diese Skala beinhaltet biologische, affektive, kognitive und verhaltenstypische Aspekte der Depression, die in zehn Unterpunkten (sichtbare Traurigkeit, berichtete Traurigkeit, innere Spannung, Schlaflosigkeit, Appetitverlust, Konzentrationsschwierigkeiten, Untätigkeit, Gefühllosigkeit, pessimistische Gedanken und Selbstmordgedanken) erfasst werden. Innerhalb eines Unterpunktes können maximal 6 Punkte (je schwerer die Ausprägung des Symptoms desto höher die Punktzahl) erreicht werden. Insgesamt können 60 Punkte erreicht werden, wobei eine Punktzahl ab 16 Punkten für eine klinisch relevante Depression spricht. Die durchschnittlichen MADRS Werte der depressiven Patienten lagen bei 18.6 (SD=4.9), so dass hier leichte bis mittelschwer ausgeprägte Depressionen vorlagen.

3.3 Neuropsychologische Testverfahren

Die neuropsychologische Testung versucht, die kognitive Leistung mit Hilfe standardisierter Testverfahren zu erfassen. Die bei dieser Arbeit eingesetzten Testverfahren werden nachfolgend kurz dargestellt.

a. Letter-Sorting-Test (LST): Dieser Test dient zur Konzentrationsprüfung. Die Testperson soll ein Wort (S-A-N-F-T) vorwärts und rückwärts buchstabieren bzw. die Buchstaben in alphabetische Reinenfolge setzen (Leopold, 1997). Sind *alle* Buchstaben des Testwortes korrekt, in der geforderten Reihenfolge wiedergegeben worden, so wird ein Punkt vergeben. Es können also maximal 3 Punkte erreicht werden. Das Abweichen von der maximalen Punktzahl um nur einen Punkt ist bereits als Beeinträchtigung zu werten.

b. Serieller Subtraktionstest (SS): Dieser Test dient ebenfalls zur Konzentrationsprüfung. Dabei soll die Testperson, beginnend bei 100 in 7er-Schritten rückwärts zählen. Die Aufgabe wird nach 5 Subtraktionen beendet. Für jede richtige Zwischensumme wird ein Punkt, also maximal 5 Punkte vergeben. Eine Gesamtpunktzahl unter 4 ist als auffällig zu werten (Folstein, 1975).

c. Memory Impairment Screen (MIS): Dieser frei nach Buschke (1999) entwickelte Test prüft die Gedächtnisleistung für verbales Material bei freier oder Cue-gestützter Wiedergabe. Dabei wird dem Probanden eine Liste mit 4 Wörtern (Tomate, Katze, Stuhl, Hannover) präsentiert, die er sich merken soll. Als Einspeicherhilfe wird dem Probanden im nächsten Schritt eine Liste mit semantischen Cues gezeigt (Gemüse, Tier, Möbel, Stadt). Die Testperson soll die Worte der zwei Listen einander zuordnen. Zu einem späteren Untersuchungszeitpunkt werden diese Wörter abgefragt. Für jedes frei wiedergegebene Wort gibt es zwei Punkte. Wenn die Testperson sich nach 90 sec nicht an die Zielwörter erinnert, werden ihr die semantischen Cues als Abfragehilfe genannt. Für die mit Cues wiedergegebenen Wörter gibt es nur einen Punkt. Insgesamt können 8 Punkte erreicht werden. Eine Punktzahl unter 6 deutet auf eine Beeinträchtigung der Gedächtnisleistung hin.

d. Mini-Mental-State Test (MMSE): Beim MMSE handelt es sich um ein von Folstein 1975 entwickeltes Verfahren zur Erfassung des Schweregrades der Demenz. Es werden die zeitliche und örtliche Orientierung, kurz- und mittelfristiges Behalten, Sprache, Lesen, Schreiben, Rechnen, Praxis, Erkennen, räumliches Denken und Aufmerksamkeit geprüft. Insgesamt können bei diesem Test 30 Punkte erreicht werden. In kognitiver Hinsicht intakte ältere Personen erzielen im Schnitt 28 Punkte. Punktwerte zwischen 26 und 19 gelten als Hinweis auf ein leichtes, Punktwerte zwischen 18 und 10 auf ein mittelschweres und Punktwerte unter 10 auf ein schweres

Demenzsyndrom. Ein Nachteil des Tests ist seine fehlende Sensitivität bei der Demenzfrüherkennung. Dennoch wird er als Screeningtest bei Demenzen weltweit am häufigsten eingesetzt.

e. Uhrentest: Bei diesem Test soll die Testperson in einen vorgegebenen Kreis das Ziffernblatt einer Uhr und eine vorgegebene Uhrzeit einzeichnen. Zur Leistungseinschätzung liegen verschiedene Beurteilungsverfahren vor. Die Bewertung der Testergebnisse nach Shulman (Shulman, 1986) erfolgt anhand einer 6-Punkte-Skala auf der Punkt 1 die beste Leistung und 6 die schlechteste Leistung darstellen. Punktwerte unter 2 sind als Zeichen eines kognitiven Defizits, verschiedener Ausprägung zu interpretieren. Der Test dient zur Überprüfung der räumlichen Orientierung bzw. zur Prüfung der visuokonstruktiven Fähigkeiten.

f. Trail-Making-Tests A und B (TMT A, TMT B): Beim TMT A wird die Testperson aufgefordert, Zahlen die verstreut auf einem Blatt angeordnet sind, in aufsteigender Reihenfolge so schnell wie möglich zu verbinden. Beim TMT B sollen abwechselnd Zahlen und Buchstaben in jeweils aufsteigender Reihenfolge miteinander verbunden werden. Es wird die Zeit (in Sekunden) gemessen, die für die Durchführung der Aufgaben benötigt wird. Die benötigte Zeit wird mit vorhandenen Normwerten für die jeweilige Altersgruppe verglichen und gewertet. Der TMT A prüft das allgemeine kognitive Tempo, der TMT B darüber hinaus die kognitive Flexibilität, die Aufmerksamkeit und die Exekutivfunktion (Reitan, 1985).

g. Semantische Wortflüssigkeit: Zur Testung der semantischen Wortflüssigkeit, wird die Testperson gebeten, in einer Minute möglichst viele Tiere zu nennen (Lezak, 2004). Mit Hilfe der semantischen Wortflüssigkeitsaufgaben werden sowohl sprachliche als auch exekutive Funktionen geprüft. Traditionell wird die Exekutivfunktion frontalen Leistungen zugeordnet, da sie an die intakte Funktion des präfrontalen Kortex gebunden ist (Stuss, 2002).

h. Wortschatztest (WST): Beim WST handelt es sich um einen Test zur Erfassung kristalliner Intelligenz. Der Test umfasst 42 Zeilen, jede unterteilt in sechs Wörter, wobei ein Wort sinnvoll und die anderen fünf sinnfrei sind. Aufgabe ist es, das sinnvolle Wort zu erkennen und zu markieren. Aus der Anzahl richtiger Lösungen ergibt sich ein Gesamtpunktwert (max 42), der direkt in ein IQ-Wert umgewandelt werden kann (Schmidt, 1992).

i. Boston Naming Test (BNT): Der BNT ist ein Test zur Erfassung der Benennfähigkeit auf Grund visueller Erkennleistung. Bei der hier benutzten BNT aus dem CERAD (Consortium to Establish a Registry for Alzheimer's Disease) werden der Testperson 15 Strichzeichnungen von Objekten präsentiert, die er korrekt benennen soll. Für jedes korrekt benannte Wort gibt es einen Punkt, also maximal 15 Punkte (Morris, 1989).

3.4 Kognitive Schätzverfahren

Um das kognitive Schätzen zu erfassen, haben wir einen selbst entwickelten Test eingesetzt. Dieser umfasste 7 Schätzaufgaben zu den Kategorien Länge, Gewicht, Anzahl/Menge, Zeit und Geschwindigkeit, worauf ausschließlich numerische Antworten gegeben werden sollten. Zur Schätzung der Zeit wurden der Testperson eine Kugelrollbahn und eine Kugel präsentiert mit der Aufforderung, die Zeit zu schätzen, welche die Kugel zum Hinunterrollen der Bahn benötigt (Kugel A). Danach sollte die Testperson das Herunterrollen der Kugel beobachten und die tatsächlich gebrauchte Zeit nochmals schätzen (Kugel B = 3sec). Zur Schätzung der Menge wurde der Testperson ein Glasbehälter mit Kugeln präsentiert. Es sollte die Anzahl der Kugeln geschätzt werden (N= 120). Zur Schätzung des Gewichtes wurde die Testperson aufgefordert einen Papierstapel in die Hand zu nehmen und das Gewicht zu schätzen (2.5 kg). Zur Schätzung der Länge wurde der Proband gebeten, den Durchmesser einer Zwei-Euro-Münze (2.5 cm) und die Entfernung von Rom nach Madrid (ca. 1400 km) zu schätzen. Im Weiteren sollte die Geschwindigkeit eines galoppierenden Pferdes geschätzt werden (35 km/h).

Die Aufgaben wurden zu Untergruppen zugeteilt, je nachdem, ob tatsächliche Objekte präsentiert wurden (Gruppe 1) oder ob die Schätzfragen ohne Anschauungsobjekte (quasi aus dem Gedächtnis) beantwortet werden sollten (Gruppe 2). Anschauungsobjekte wurden für die Kugelrollbahn (Kugel A und B), für den Stapel und für das mit Murmeln gefüllte Glas präsentiert. Die Längenaufgaben (Entfernung, Durchmesser) und die Geschwindigkeit des galoppierenden Pferdes mussten ohne Veranschaulichungsobjekte geschätzt werden. Nachstehend sind die präsentierten Objekte der Gruppe 1 zur besseren Verdeutlichung fotografisch dargestellt.

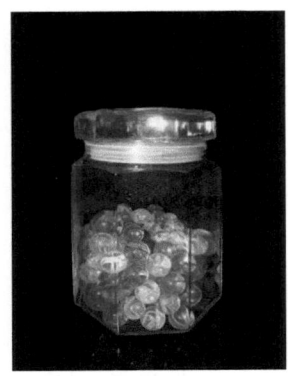

Schätzaufgabe: Murmeln im Glas

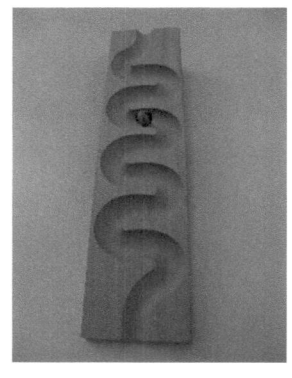

Schätzaufgabe: Kugelrollbahn A und B

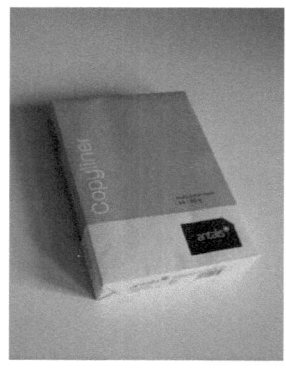

Schätzaufgabe: Gewicht eines Papierstapels

3.5 Statistik

Alle statistischen Berechnungen wurden mit Hilfe des Statistikprogramms SPSS (SPSS 13.0 für Windows, Chicago, 2005) durchgeführt. Die zufallskritische Prüfung von Häufigkeitsverteilungen erfolgte mit Hilfe von Fisher-Tests für den Fall zweier unabhängiger Stichproben oder mit Hilfe von χ^2-Tests für k unabhängige Stichproben. Für die ordinal- bzw. intervallskalierten Variablen der Untersuchung wurden zur Prüfung ihrer

Rohwerteverteilungen auf Normalität zunächst Kolmogorov-Smirnov-Tests gerechnet. Da sich bei diesen Berechnungen ohne Ausnahme signifikante Abweichungen von der Normalität ergaben, wurden bei den in einem zweiten Schritt hinsichtlich der zentralen Tendenz von Testwerteverteilungen angestellten Vergleichen zwischen den Untersuchungsgruppen ausschließlich nicht-parametrische Prüfverfahren eingesetzt. Zur Anwendung kamen bei Vergleichen zwischen zwei Gruppen Mann-Whitney-U-Tests, bei Dreiergruppen-Vergleichen Ein-Weg-Rangvarianzanalysen nach Kruskal und Wallis (H-Test). Auch zur zufallskritischen Prüfung des Zusammenhanges von zwei Variablen (Korrelationsanalysen) wurde mit dem Rang-Korrelationskoeffizienten von Spearman ein nicht-parametrisches Prüfverfahren herangezogen. Der Frage nach der diagnostischen Validität der Schätzaufgaben, das heißt nach deren Fähigkeit zur „Trennung" der Untersuchungsgruppen, wurden mittels ROC-Analysen nachgegangen.

Das Signifikanzniveau wurde auf $\alpha = .05$ bei zweiseitiger Fragestellung festgelegt. Wegen des deskriptiv-explorativen Charakters der Untersuchung wurde auf eine Adjustierung des α-Fehlers trotz der Vielzahl der in die Analysen einbezogenen Variablen und angestellten Gruppenvergleiche verzichtet.

4. Ergebnisse

4.1 Leistungen der AD-Patienten in der Neuropsychologie

Die Leistungen der AD-Patienten sind im Vergleich zu den KP in Tabelle 2 und im Vergleich zu den LLD-Patienten in Tabelle 3 dargestellt. Die AD-Patienten erzielten im MMSE im durchschnitt 21.6 Punkte (SD±3.9), was einer leichten Ausprägung des Demenzsyndroms entspricht. Bereits bei dieser leichten Ausprägung der Demenz waren Merkleistung, Wortflüssigkeit, Benennen, Orientierung, Konzentration sowie Verarbeitungsgeschwindigkeit im Vergleich zu den KP beeinträchtigt. Auch beim Vergleich mit den LLD-Patienten zeigten die AD-Patienten für jedes Testverfahren signifikant schlechtere Leistungen.

	AD	KP	p
	MW ± SD	MW ± SD	
MMSE (score)	21.6±3.9	29.1±1.1	*0.000*
WST (score)	24.5±8.9	34.8±3.7	*0.000*
LST (score)	1.6±0.9	2.9±0.2	*0.000*
SS (score)	3.1±1.8	4.8±0.3	*0.000*
MIS (score)	2.1±2.1	7.6±0.5	*0.000*
TMT A (sec)	103.6±65.2	38.6±13.1	*0.000*
TMT B (sec)	213.2±48.4	76.6±27.1	*0.000*
Wortflüssigkeit (score)	12.4±5.5	26.3±6.4	*0.000*
Uhrentest (score)	3.3±1.1	1.3±0.6	*0.000*
BNT (score)	11.8±2.5	14.8±0.3	*0.000*

Tab. 2 Leistung der AD-Patienten im Vergleich zu den KP.

	AD	LLD	P
	MW ± SD	MW ± SD	
MMSE (score)	21.6±3.9	27.3±1.6	0.000
WST (score)	24.5±8.9	29.1±6.6	0.020
LST (score)	1.6±0.9	2.4±0.7	0.000
SS (score)	3.1±1.8	4.2±1.0	0.002
MIS (score)	2.1±2.1	6.4±1.6	0.000
TMT A (sec)	103.6±65.2	45.4±19.4	0.000
TMT B (sec)	213.2±48.4	113.7±50.7	0.000
Wortflüssigkeit (score)	12.4±5.5	20.7±6.5	0.000
Uhrentest (score)	3.3±1.1	1.6±0.9	0.000
BNT (score)	11.8±2.5	14.3±1.1	0.000

Tab. 3 Leistung der AD-Patienten im Vergleich zu den LLD-Patienten.

4.2 Leistungen der LLD-Patienten in der Neuropsychologie

Die Leistungen der LLD-Patienten sind im Vergleich zu den KP in Tabelle 4 dargestellt. Die depressiven Patienten ereichten im Vergleich zur Kontrollgruppe signifikant schlechtere Leistungen in der Konzentration, Merkfähigkeit, Wortflüssigkeit, Exekutivfunktion und im MMSE. Im Bereich des kognitiven Tempos, des Benennens und der Visuokonstruktion fanden sich keine Unterschiede zwischen LLD-Patienten und KP.

	KP	LLD	p
	MW ± SD	MW ± SD	
MMSE (score)	29.1±1.1	27.3±1.6	*0.000*
WST (score)	34.8±3.7	29.1±6.6	*0.000*
LST (score)	2.9±0.2	2.4±0.7	*0.046*
SS (score)	4.8±0.3	4.2±1.0	*0.104*
MIS (score)	7.6±0.5	6.4±1.6	*0.001*
TMT A (sec)	38.6±13.1	45.4±19.4	*0.071*
TMT B (sec)	76.6±27.1	112.8±50.7	*0.000*
Wortflüssigkeit (score)	26.3±6.4	20.7±6.5	*0.000*
Uhrentest (score)	1.3±0.6	1.6±0.9	*0.986*
BNT (score)	14.8±0.3	14.3±1.1	*0.414*

Tab. 4 Leistung der LLD-Patienten im Vergleich zu den KP.

4.3 Leistung der AD-Patienten im kognitiven Schätzen

AD-Patienten schätzten die Zeit, die eine Kugel zum Herunterrollen einer Kugelbahn benötigt (Kugel A), signifikant länger ein als KP. Auch im Vergleich mit den LLD-Patienten erreichten die AD-Patienten in dieser Aufgabe signifikant schlechtere Leistungen. Nach Beobachten der tatsächlich benötigten Zeit (Kugel B), schätzten die AD-Patienten diese immer noch signifikant länger ein als KP und LLD-Patienten. Darüber hinaus unterschätzten AD-Patienten die Anzahl der sich in einem Glasbehälter befindlichen Murmeln signifikant im Vergleich zu KP, jedoch nicht im Vergleich zu den LLD-Patienten. Bei allen anderen Schätzaufgaben gab es keine signifikanten Leistungsunterschiede. AD-Patienten unterschieden sich in ihrer Schätzleistung zu den Aufgaben: Gewicht eines Stapels,

Durchmesser einer Münze, Entfernung zwischen Rom und Madrid und Geschwindigkeit eines galoppierenden Pferdes nicht von anderen Gruppen.

Die kognitive Schätzleistung der AD-Patienten im Vergleich mit den KP ist in Tabelle 5, im Vergleich mit den LLD-Patienten in Tabelle 6 dargestellt.

	AD	KP	p
	MW ± SD	MW ± SD	
Kugelrollbahn A (s)	47.0±51.3	8.4±7.2	0.000
Kugelrollbahn B (s)	28.7±36.3	4.6±1.9	0.000
Gewicht (kg)	2.7±2.3	2.0±1.2	0.217
Murmel in einem Glass (n)	101.5±98.0	106.0±39.2	0.002
Entfernung Rom – Madrid (km)	968.7±1159	1443±964	0.605
Geschwindigkeit Galopp (km/h)	43.4±26.7	48.9±22.1	0.178
Durchmesser 2 € Münze (cm)	2.3±1.7	2.5±0.9	0.091

Tab. 5

	AD	LLD	p
	MW ± SD	MW ± SD	
Kugelrollbahn A (s)	47.0±51.3	13.5±13.5	0.000
Kugelrollbahn B (s)	28.7±36.3	6.5±3.7	0.000
Gewicht (kg)	2.7±2.3	2.2±1.0	0.930
Murmel in einem Glass (n)	101.5±98.0	89.4±40.3	0.362
Entfernung Rom – Madrid (km)	968.7±1159	1533.3±1297	0.098
Geschwindigkeit Galopp (km/h)	43.4±26.7	48.8±19.6	0.109
Durchmesser 2 € Münze (cm)	2.3±1.7	2.7±2.1	0.115

Tab. 6

4.4 Leistung der LLD-Patienten im kognitiven Schätzen

Die kognitive Schätzleistung der LLD-Patienten im Vergleich mit den KP ist in Tabelle 7 dargestellt. Die LLD-Patienten zeigten im Vergleich zu den KP keine signifikanten Unterschiede bei der Schätzung der Zeit, die eine Kugel zum Herunterrollen einer Kugelbahn benötigt (Kugel A). Allerdings zeigten sie nach beobachten der tatsächlich gebrauchten Zeit (Kugel B) signifikante Beeinträchtigungen, indem sie die gebrauchte Zeit überschätzten. Darüber hinaus unterschätzten sie die Anzahl der sich in einem Glasbehälter befindlichen Murmeln im Vergleich zu KP. Bei allen anderen Schätzaufgaben gab es keine signifikanten Leistungsunterschiede. LLD-Patienten schätzten das Gewicht eines Stapels, den Durchmesser einer Münze, die Entfernung zwischen Rom und Madrid und die Geschwindigkeit eines galoppierenden Pferdes nicht signifikant unterschiedlich, als die anderen Gruppen, ein.

	LLD	KP	p
	MW ± SD	MW ± SD	
Kugelrollbahn A (s)	13.5±13.5	8.4±7.2	0.073
Kugelrollbahn B (s)	6.5±3.7	4.6±1.9	0.011
Gewicht (kg)	2.2±1.0	2.0±1.2	0.197
Murmel in einem Glass (n)	89.4±40.3	106.0±39.2	0.013
Entfernung Rom – Madrid (km)	1533±1297	1443±964	0.897
Geschwindigkeit Galopp (km/h)	48.8±19.6	48.9±22.1	0.869
Durchmesser 2 € Münze (cm)	2.7±2.1	2.5±0.9	0.820

Tab. 7 Kognitive Schätzleistung der LLD-Patienten im Vergleich mit KP.

4.5 Das kognitive Schätzen im Dreier-Gruppenvergleich

Bei den Schätzaufgaben der Gruppe 1, zeigten sich für die beiden Kugelaufgaben und für die Murmelaufgabe signifikante Unterschiede. Es fand sich im Gruppenvergleich kein signifikanter Unterschied bei dem Schätzen des Gewichtes der Papierstapel. Bei den Schätzaufgaben der Gruppe 2 zeigten sich keine signifikanten Unterschiede im Gruppenvergleich. Nachfolgend sind die Leistungen der Probanden in den Schätzaufgaben Kugel A und B (Abbildung 1) und Murmeln (Abbildung 2) dargestellt.

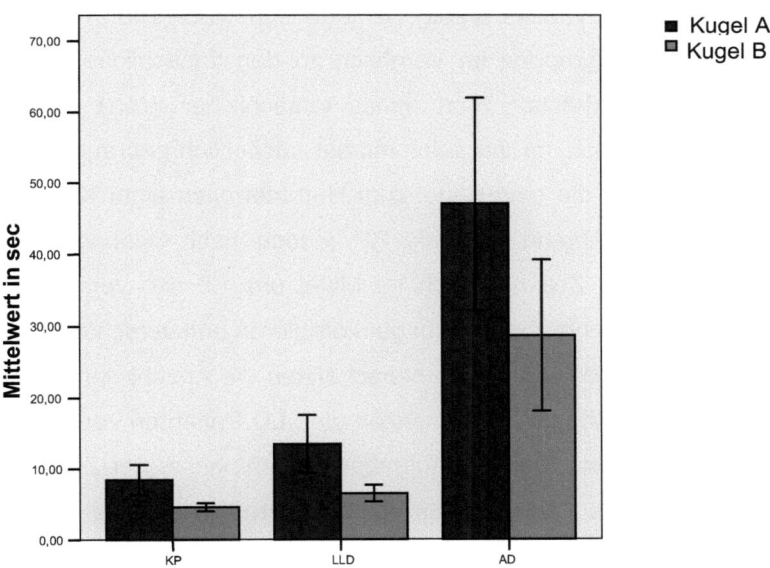

Abb.1 Leistung der Probanden in den Schätzaufgaben Kugel A und B

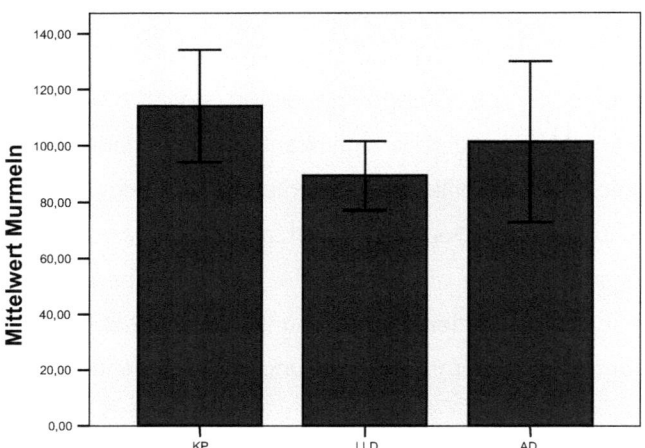

Abb.2 Leistung der Probanden in der Schätzaufgabe Murmeln

Die nachstehende Tabelle 8 zeigt für jede Schätzaufgabe in welchem Maß sich die Personengruppen im Vergleich zu den tatsächlichen Werten verschätzt haben (geschätzter Wert minus tatsächlicher Wert). Alle drei Gruppen verschätzten sich, im Vergleich mit der tatsächlich gebrauchten Zeit von 3 sec, bei der Zeit, die eine Kugel zum Herunterrollen einer Kugelbahn benötigt (Kugel A). Während sich die KP jedoch nach beobachten der tatsächlich gebrauchten Zeit nur noch im Mittel um 1.5 sec verschätzten, konnten sich die Patientengruppen nicht gut korrigieren und verschätzten sich weiterhin deutlich. Alle drei Gruppen unterschätzten die Anzahl der Murmeln in dem Glasbehälter, wobei sich am meisten die LLD-Patienten verschätzten (im Mittel um 30 Murmeln). Bei den Aufgaben: Durchmesser der Zwei-Euro-Münze und Gewicht des Papierstapels verschätzten sich alle drei Gruppen nur wenig, während sie sich bei der Geschwindigkeit des Pferdegalopps in ungefähr gleichem Maß verschätzten. Insgesamt schien die Aufgabe: Entfernung zwischen Rom und Madrid am schwierigsten zu schätzen zu sein. Hier gab es große Schwankungen in den Schätzwerten aller drei Gruppen.

	KP	LLD	AD
	MW ± SD	MW ± SD	MW ± SD
Kugelrollbahn A (s)	5.4±7.2	10.5±13.5	44.0±51.3
Kugelrollbahn B (s)	1.5±1.9	3.5±3.7	25.7±36.3
Gewicht (kg)	-0.5±1.1	-0.3±1.1	0.7±2.3
Durchmesser 2 € Münze (cm)	0±0.9	0.2±2.1	-0.1±1.7
Murmel in einem Glass (n)	-5.8±69.1	-30.6±40.3	-18.5±98.0
Entfernung Rom – Madrid (km)	43.6±964	133.1±1297	-431.3±1159
Geschwindigkeit Galopp (km/h)	13.9±22.1	13.8±19.6	8.4±26.7

Tab. 8 Leistung der Probanden in Bezug zu den reellen Werten.

Im Weiteren wurden bizarre Fehler für jene Schätzaufgaben untersucht, für die signifikante Gruppenunterschiede vorlagen (Kugel A, B, Murmeln). Unter „bizarren Fehlern" (nach Brand, 2003) werden Verschätzungen verstanden, die zwei Standartabweichungen über oder unterhalb der mittleren Werte der KP liegen. Bei der Kugel A haben 3 von insgesamt 48 KP (6.3 %), 8 von insgesamt 44 LLD-Patienten (18.2 %) und 28 von insgesamt 48 AD-Patienten (58.3 %) bizarre Fehler begangen. Nach beobachten der tatsächlich gebrauchten Zeit (Kugel B) gab es eine Kontrollperson (2.1 %), 12 LLD-Patienten (27.3 %) und 32 AD-Patienten (66.7 %), die sich bizarr verschätzten. Im Falle der Murmeln verschätzten sich 21 KP (43,8 %), 26 LLD-Patienten (59,1 %) und 36 AD-Patienten (75,0 %) bizarr.

4.6 Diskriminanzfähigkeit der Schätzaufgaben

Als mögliche differenzialdiagnostische Trennungsvariablen kommen die Schätzaufgaben Kugel A, B und die Murmeln in Frage, da für diese signifikante Gruppenunterschiede vorlagen. Dabei diskriminiert die Aufgabe Kugel B am ehesten zwischen Kontrollen und Kranken (AD- und LLD-Patienten zusammen): bei einem Cutt-Off-Wert von 7.5 sec wurden 54 % der Kranken und 92 % der Kontrollprobanden als solche klassifiziert. Die Cut-Off-Werte, die Sensitivitäts- und Spezifitätswerte und die Flächen unter der ROC-Kurve sind in Tabelle 9 und die ROC-Kurve in der Abbildung 3 dargestellt.

	Kugel A	Kugel B	Murmeln
Cut-off- Scores	17.5/21.0	7.5/9.0	215/240
Sensitivität	47 %	54 %	4 %
Spezifität	90 %	92 %	97 %
Fläche unter der Kurve	0.70	0.73	0.66

Tab. 9 Ergebnisse der Diskriminanzanalyse.

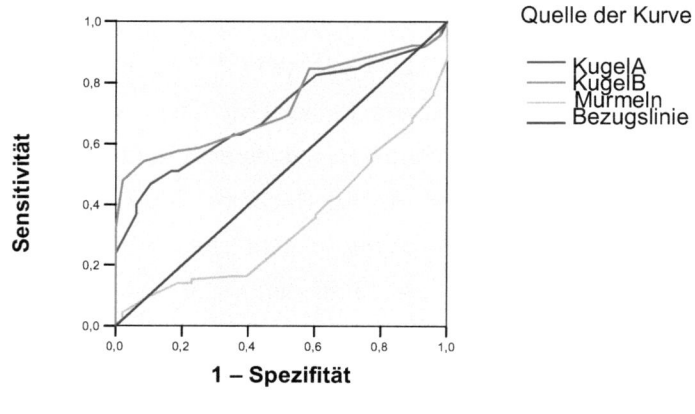

Abb. 3 ROC Kurve

4.7 Korrelationen zwischen den Schätzaufgaben und der Neuropsychologie

Bei den drei Patientengruppen fanden sich unterschiedliche Korrelationsmuster zwischen der kognitiven Schätzleistung und der Leistung in den neuropsychologischen Testverfahren.

Bei den Kontrollpersonen fanden sich Korrelationen (Spearman) zwischen der Schätzaufgabe Kugel B und dem BNT ($r = 0.29$, $p = 0.049$), zwischen der Schätzaufgabe Murmeln und dem TMT B ($r = 0.31$, $p = 0.034$) und darüber hinaus zwischen der seriellen Subtraktionstest und den Schätzaufgaben Entfernung ($r = 0.29$, $p = 0.039$) und Münze ($r = -0.30$, $p = 0.037$).

Bei den depressiven Patienten korrelierte das TMT B mit den Schätzaufgaben Entfernung ($r = 0.29$, $p = 0.049$) und Galopp ($r = 0.31$, $p = 0.041$). Außerdem fand sich eine Korrelation zwischen der Geschwindigkeit des Pferdegalopps und der Wortflüssigkeit ($r = 0.34$, $p = 0.025$).

Die Korrelationen zwischen Schätzaufgaben und Neuropsychologie bei den AD-Patienten sind tabellarisch in Tabelle 10 dargestellt.

	Kugel A	Kugel B	Murmel	Stapel	Entfernung	Münze	Pferd
MMSE	r = -0.30 p = 0.036	r = -0.46 p = 0.001					
WST		r = -0.42 p = 0.005				r = -0.31 p = 0.045	r = 0.34 p = 0.026
LST		r = -0.45 p = 0.002					
SS		r = -0.37 p = 0.009					
MIS	r = -0.39 p = 0.007						
TMT A		r = 0.35 p = 0.016				r = 0.31 p = 0.034	
TMT B		r = 0.33 p = 0.024					r = -0.35 p = 0.015
Wortf	r = -0.29 p = 0.047	r = -0.32 p = 0.029			r = 0.31 p = 0.030		r = -0.33 p = 0.022
Uhr		r = 0.41 p = 0.004					
BNT	r = -0.32 p = 0.026	r = -0.41 p = 0.004				r = -0.29 p = 0.047	r = 0.33 p = 0.023

Tab. 10

5. Diskussion

5.1 Gruppenunterschiede bei der Schätzleistung von Patienten und Kontrollpersonen

Zusammenfassend lassen sich anhand unserer Ergebnisse Gruppenunterschiede sowohl in den getesteten neuropsychologischen Bereichen als auch in den Schätzleistungen darstellen. Insgesamt erreichten, in den eingesetzten neuropsychologischen Verfahren, die AD-Patienten die schlechteste Leistung. Die Leistung der LLD-Patienten lag zwischen dem der AD-Patienten und den KP. Diese Verteilung der kognitiven Leistung (AD<LLD<KP) wurde bereits von Lamberty beschrieben (Lamberty, 1993) und konnte anhand dieser Studie erneut gezeigt werden. Auf Grund der Ergebnisse von Vorstudien (darunter auch die von Lamberty), die eine eingeschränkte Schätzleistung bei der Alzheimer-Erkrankung beschrieben (Brand, 2003; Della Sala, 2004; Levinoff, 2006; Mendez, 1998), erwarteten wir eine eingeschränkte Schätzleistung mit der Beeinträchtigung *aller* Schätzaufgaben bei den AD-Patienten. Die erwarteten Einschränkungen ließen sich mit Hilfe unserer Daten jedoch nicht darstellen. Die AD-Patienten waren nicht in der gesamten Schätzleistung beeinträchtigt sondern zeigten lediglich bei den Schätzaufgaben zur Qualität „Zeit" (Kugel A und B) die signifikant schlechteste Leistung. Sie verschätzten sich zwar auch bei der Anzahl der Murmeln im Glasbehälter, jedoch nur im Vergleich zu den KP und nicht im Vergleich zu den LLD-Patienten.

Bei den LLD-Patienten erwarteten wir auf Grund der bekannten motorischen und kognitiven Verlangsamung eine Einschränkung in der Schätzleistung „Zeit". Zusätzlich formulierten wir die Hypothese, dass auf Grund des negativen Weltbilds in der Depression, das „das Glas eher halb leer als halb voll" erscheinen lässt, die LLD-Patienten sich bei der Anzahl der

Murmeln im Glasbehälter verschätzen werden. Beide Vorannahmen wurden bestätigt: Tatsächlich zeigten die LLD-Patienten eine beeinträchtigte Zeit- und Mengen-Schätzleistung. Bei Letzterem erzielten die LLD-Patienten im Gruppenvergleich sogar die schlechteste Leistung. Bei allen übrigen Schätzaufgaben zeigten sich keine signifikanten Unterschiede zwischen den Gruppen.

5.2 Unterschiede in den kognitiven Schätzaufgaben - Sind die beiden Schätzaufgabentypen unterschiedlich störanfällig?

Zusammenfassend zeigen unsere Daten eine Beeinträchtigung vor allem bei den Schätzaufgaben der Gruppe 1 während die Schätzaufgaben der Gruppe 2 unbeeinträchtigt und durch die untersuchten Störungen (AD, LLD) nicht wesentlich beeinflusst wurden. Die Aufgabe „Gewicht" bildete eine Ausnahme: Obwohl für diese Aufgabe ein Objekt präsentiert wurde, war die Schätzleistung keiner Testgruppe hierbei beeinträchtigt.

Ein Erklärungsmodel für diese Verteilung der Beeinträchtigung ist die zentrale Rolle des semantischen Gedächtnisses bei den nicht-objektbezogenen (Gruppe 2) im Vergleich zu den objektbezogenen Schätzaufgaben (Gruppe 1) aus. Da für die Schätzaufgaben der Gruppe 2 keine tatsächlichen Objekte präsentiert wurden mussten diese Aufgaben aus dem semantischen Gedächtnis, den Teil des Gedächtnisses, das das Faktenwissen speichert, beantwortet werden. Vorstudien beschrieben bereits für ähnliche Aufgaben die wichtige Rolle des semantischen Gedächtnisses (Brand, 2003; Della Sala, 2004; Mendez, 1998; Shallice, 1978) und zeigten, dass ein beeinträchtigtes semantisches Gedächtnis mit einer beeinträchtigten Schätzleistung einhergeht. Umgekehrt ist bei unbeeinträchtigten semantischem Gedächtnis nicht von einer eingeschränkten Leistung in den Schätzaufgaben der Gruppe 2 auszugehen. Für die Alzheimer-Demenz zeigten vorangegangene Studien, dass semantische Gedächtnisleistungen erst mit dem Fortschreiten der Demenz in Mitleidenschaft gezogen werden (Gillespie, 2002; Hodges, 2005). So kann angenommen werden, dass AD-Patienten mit einer milden Ausprägung der Demenz noch keine Einbussen in ihren semantischen Gedächtnisleistungen und somit auch nicht in den Schätzaufgaben der Gruppe 2 zeigen. Hinsichtlich der Depression ist eine erhaltene Schätzleistung bei diesen Aufgaben ebenfalls nicht weiter verwunderlich, da das semantische Gedächtnis durch Depressionen in der Regel nur wenig beeinflusst wird. Daher konnte in Vorstudien, die das kognitive Schätzen bei der Depression untersuchten, kein Effekt der Depression auf das kognitive Schätzen gezeigt werden (Freeman, 1995).

Demgegenüber waren Schätzaufgaben zu den Dimensionen Zeit und Menge durch die untersuchten Störungen (AD, LLD) erheblich beeinflusst. Für die Schätzung von Zeiteinheiten ist beschrieben, dass diese bei der Depression beeinträchtigt ist: Dabei schätzen depressive Patienten die Zeit zwischen zwei Signalen länger ein als gesunde Probanden (Sevigny, 2003). Auch andere Studien deuten auf ein verlangsamtes Zeitempfinden in der Depression hin (Hawkins, 1988), obwohl ältere Daten eine Beeinträchtigung der Zeitschätzleistung durch die Depression zunächst widerlegten (Bech, 1975). Hinsichtlich der Schätzung von Mengeneinheiten bei der Depression liegen unserer Kenntnis nach keine Vorstudien vor. Anhand der vorliegenden Daten kann eine Beeinträchtigung in dieser Schätzdomäne bei der LLD belegt werden. Wir deuten dieses Ergebnis im Sinne des negativen Weltbilds in der Depression. Es bedarf jedoch weiterer Studien zur Untersuchung dieser Annahme.

Für die AD beschreiben Vorstudien eine stärker ausgeprägte Beeinträchtigung in den Dimensionen Größe und Gewicht und eine weniger ausgeprägte bei Mengenschätzungen (Brand, 2003). Unsere Daten stehen etwas im Widerspruch zu diesen Ergebnissen, da anhand unserer Daten die AD-Patienten besonders bei Zeit- und Mengenschätzungen und weniger in den Dimensionen Größe und Gewicht beeinträchtigt waren. Diese Widersprüche könnten sich durch die unterschiedlichen Aufgabenstellungen (Tatsächliche Objekte vs. Bilder/Fragen) und somit durch den entfallenen Kompensationsmechanismus des semantischen Gedächtnisses bei den Schätzaufgaben der Gruppe 1 erklären. So zeigte Gillespie in seiner Arbeit aus dem Jahr 2002, dass Schätzaufgaben, bei denen tatsächliche Objekte präsentiert werden, von der kristalinen Intelligenz, dem Allgemeinwissen und der visuellen Vorstellungskraft unabhängig sind (Gillespie, 2002). Daher kann ein weitgehend unbeeinträchtigtes semantisches Gedächtnis im Frühstadium der AD die Defizite in den Aufgaben der Gruppe 2 noch kompensieren während das bei den Aufgaben der Gruppe 1 nicht der Fall ist.

Die Aufgabe zu der Dimension Gewicht konnte von beiden Patientengruppen ebenso gut geschätzt werden wie von den Kontrollen, obwohl auch für diese Aufgabe ein tatsächliches Objekt präsentiert wurde. Die Erklärung für dieses Ergebnis könnte mit der Aufgabenform zusammenzuhängen, da die Probanden bei dieser Aufgabe das zu schätzende Gewicht nicht nur anhand des optisch präsentierten Objektes schätzen sollten sondern das Objekt (Papierstapel) tatsächlich in die Hände nehmen mussten. Dabei werden vor allem auch motorische und somatosensorische Kortexareale, als Informationsverarbeitungsbereiche für motorische und sensorische Reize, aktiviert. Diese sind im Gyrus prä- und postcentralis sowie in den Lobii frontales und parietalis lokalisiert und sind bei leichten Demenzen und bei der Depression nicht beeinträchtigt. So könnte die Einbeziehung dieser zusätzlichen Kortexareale als Kompensationsmechanismus für das Schätzen des Gewichtes dienen, so dass keine signifikante Beeinträchtigung in der Schätzleistung entsteht.

5.3 Beteiligte neuroanatomische Bereiche beim kognitiven Schätzen

Anhand der Literatur gibt es Hinweise darauf, dass das Schätzen von Zeiteinheiten unter anderen von der Aufmerksamkeitsleistung abhängt (Carrasco, 2000) und diese wiederum in der Depression (Beats, 1996; Erickson, 2005) und teilweise auch bei Demenzen beeinträchtigt ist. Daraus ergibt sich, dass bei Depressionen und Demenzen die Schätzleistung der Zeit beeinträchtigt seinen kann. Darüber hinaus zeigen weitere Studien, dass neben der Aufmerksamkeit auch der mediotemporale Bereich, insbesondere der Hippocampus bei zeitbezogenen Aufgabenstellungen beteiligt ist (Kesner, 2001). Anhand unserer Daten konnte mit Hilfe von Korrelationsanalysen, zumindest für die AD gezeigt werden, dass mit einer eingeschränkten Aufmerksamkeitsleitung und Gedächtnisfunktion (beeinträchtigte Ergebnisse im LST, als Maß für die Aufmerksamkeit und im MIS, als Maß für die Gedächtnisfunktion) auch die Schätzleistung der Zeit beeinträchtigt ist. Bei den depressiven Patienten fand sich keine Korrelation zwischen den Schätzaufgaben „Zeit" und den Maßen für Aufmerksamkeit und Gedächtnisfunktion. Diese Funde könnten sich möglicherweise dadurch erklären, dass bei der Depression die Zusammenhänge zwischen zeitbezogenen Aufgabenstellungen einerseits und Aufmerksamkeit und Gedächtnisleistung andererseits über eine lineare Korrelation hinausgehen.

Hinsichtlich der Beeinträchtigung der Mengen-Schätzleistung gibt es unseres Wissens nach, bisher keine Erklärungsansätze, die dieses gesondert erklären würden. Mengenschätzungen sind im Rahmen von anderen kognitiven Schätztests (CET und TKS) zwar operationalisiert worden, jedoch wurde nicht im Einzelnen darauf eingegangen warum oder warum nicht diese Schätzleistung beeinträchtigt war. Vielmehr wurde allgemein postuliert, dass bei beeinträchtigten frontalen Funktionen und semantischem Gedächtnis die Schätzleistung, und somit auch die Mengen-Schätzleistung, beeinträchtigt sei. Die wichtige Rolle des frontalen Kortex und des semantischen

Gedächtnisses im kognitiven Schätzen wurde bereits mehrfach in vorangegangenen Studien beschrieben (Brand, 2003; Della Sala, 2004; Mendez, 1998; Shallice, 1978 Shoqueirat, 1990; Smith 1984). Beim kognitiven Schätzen sind als die wichtigsten funktionellen Bereiche, im Rahmen der frontalen Funktionen, die Exekutivfunktion und das Arbeitsgedächtnis beschrieben worden (siehe Model zum kognitiven Schätzen von Brand, 2003). Anhand unserer Korrelationsanalysen zeigt sich, wenn auch nicht einheitlich, so zumindest tendenziell ein Zusammenhang zwischen der Exekutivfunktion (TMT B und Wortflüssigkeit) und den beiden Schätzaufgabentypen (Gruppe 1 und 2). Bei den Aufgaben der Gruppe 2 zeigte sich zusätzlich auch eine Korrelation mit unserem Maß für das semantische Gedächtnis (WST). Dies belegt unsere Annahme, dass bei den Aufgaben der Gruppe 2 das semantische Gedächtnis eine wichtige Rolle spielt, während dies für die Aufgaben der Gruppe 1 weniger zutrifft.

Im Weiteren zeigte sich anhand unserer Korrelationsanalyse, dass die visuell getriggerte Sprachleistung (BNT) eine wichtige Rolle im kognitiven Schätzen einnimmt. Der BNT ist in erster Linie ein Test zur Erfassung der Benennfähigkeit. Die Korrelation des Tests mit beiden Schätzaufgabentypen lässt sich vermutlich auf unterschiedliche Ursachen zurückführen. Durch seine visuell getriggerten Abrufform verwundert es nicht, dass die objektbezogenen Schätzaufgaben mit dem Test korrelieren. Auch die Korrelation mit den nicht-objektbezogenen Schätzaufgaben verwundert nicht, denn der Test spiegelt gewisse semantische Gedächtnisfunktionen wieder (Strauss, 2006). Darüber hinaus haben Mitrushina et al. in ihrer Studie zeigen können, dass die Informationsverarbeitungsstrategien die ältere Personen zum Abruf von Begriffen anwenden, auf zwei Ebenen erfolgen: einerseits erfolgt zunächst der Abruf auf einer verbalen Ebene und später auf einer visuospatialen Ebene (Mitrushina, 1995). Wir vermuten, dass sich die Korrelation mit beiden Schätzaufgabentypen genau durch diese beiden Verarbeitungsstrategien erklärt – bei den nicht-objektbezogenen auf einer verbalen, bei den objektbezogenen auf einer visuospatialen Ebene. Eine Beeinträchtigung im BNT ist anhand von Studien sowohl für depressive (Hill, 1992; Ferraro, 1997) als auch für Alzheimer-Patienten (Henry, 2004; Lansing, 1999; Mack, 1992; Testa, 2004; Williams, 1989) beschrieben worden.

5.4 Ausblick - Diagnostische Wertigkeit und Alltagspraktische Relevanz

Zuletzt stellt sich die Frage nach der alltagspraktischen Bedeutung der präsentierten Ergebnisse. Als differenzialdiagnostische Trennvariable zwischen Gesunden und Kranken eignet sich das kognitive Schätzen, wie im Ergebnisteil dargestellt, nicht. Am ehesten könnte die Aufgabe „Kugel B" zwischen Kontrollen und Kranken diskriminieren, dies jedoch nicht mit der nötigen Sicherheit.

Obwohl sich das kognitive Schätzen als alleinige Methode für differenzialdiagnostische Fragestellungen nicht eignet, so kann es dennoch eine wertvolle Ergänzung einer neuropsychologischen Testbatterie sein. Durch die wichtige Rolle des kognitiven Schätzens in unserem Alltag liegt die Vermutung nahe, dass anhand von kognitiven Schätztests Rückschlüsse auf die alltagspraktischen Fähigkeiten gezogen werden können. So könnte z.B. eine beeinträchtigte Schätzleistung bei Mengenaufgaben auf Probleme bei der Essenszubereitung (wie viel Salz kommt in das Essen?, wie viel Nudeln muss ich kochen?, etc.) oder eine beeinträchtigte Schätzleistung bei Zeitaufgaben auf Probleme im Straßenverkehr (habe ich noch Zeit um die Straße zu überqueren?) hindeuten. Derzeit kommen zur Erfassung alltagspraktischer Fähigkeiten Fragebogen zum Einsatz, die in der Regel von einer Bezugsperson des Erkrankten beantwortet werden. Dabei werden Fragen zu verschiedenen Alltagsbereichen gestellt (z.B. Essen, Körperhygiene, Grad der Behinderung) und auf einer Skala erfasst. Häufig eingesetzte Fragebögen im deutschen Sprachraum sind der Barthel-Index

(Mahoney, 1965), der Index der instrumentellen Aktivitäten des täglichen Lebens (IADL, Lawton, 1969) oder die Nurses Observation Scale for Geriatric Patients (NOSGER, Spiegel, 1991). Der Vorteil eines einfach durchführbaren kognitiven Schätztests, der eine verlässliche Aussage über die alltagspraktischen Fähigkeiten eines Erkrankten erlaubt, wäre gegenüber den oben genannten Tests der, dass zur Einschätzung der alltagspraktischen Fähigkeiten auf eine Bezugsperson verzichtet werden könnte. Es bedarf jedoch weiterer Studien, die die Zusammenhänge zwischen kognitiven Schätztests und Fragebögen zu alltagspraktischen Aktivitäten untersuchen um die tatsächliche alltagspraktische Relevanz des kognitiven Schätzens zu erfassen.

6. Zusammenfassung

Einleitung:

Das kognitive Schätzen wird als ein Prozess verstanden, bei der eine Antwort generiert wird für den das exakte Wissen nicht vorhanden ist. Im Alltag kommt dem Schätzen eine sehr wichtige Bedeutung zu, weil wir häufiger schätzen als „wissen". Es wird vermutet, dass am Prozess des kognitiven Schätzens mehrere funktionelle Systeme, vor allem die Exekutivfunktion, das Arbeitsgedächtnis und das semantische Gedächtnis beteiligt sind.

Die existierenden kognitiven Schätztests bestehen aus Fragestellungen, die aus dem Allgemeinwissen beantwortet werden können. Gegenstand der vorliegenden Arbeit war es, die kognitive Schätzleistung von Kontrollpersonen (KP), Alzheimer-Patienten (AD) und depressiven Patienten (LLD) zu den Qualitäten Länge, Menge, Zeit, Geschwindigkeit und Gewicht zu erfassen. Dazu wurden eigens entwickelte, leicht durchführbare, kognitive Schätzaufgaben angewandt. Diese sollten sich von den bestehenden kognitiven Schätztests darin unterscheiden, dass für einige der Schätzaufgaben tatsächliche Objekte präsentiert wurden (Zeit, Menge, Gewicht), um so den Einfluss des semantischen Gedächtnisses zu reduzieren und eine alltagsnahe Operationalisierung zu erreichen.

Methoden:

An der Untersuchung nahmen insgesamt 140 Personen beiderlei Geschlechtes teil, davon 48 Patienten mit einer Alzheimer-Demenz (AD), diagnostiziert anhand der NINCDS-ADRDA- und DSM-IV-Kriterien (74.9±9.3 Jahre; MMSE 21.6±3.9), 44 Patienten mit einer Altersdepression (LLD), diagnostiziert anhand der DSM-IV-Kriterien für depressive Störungen (63.7±11.0 Jahre; MMSE 27.3±1.6) und 48 Kontrollpersonen (KP) (62.5±7.8 Jahre; MMSE 29.2±1.1). Die an der Studie teilnehmenden Personen unterliefen eine ausführliche klinische, neuropsychologische, radiologische und laborchemische Untersuchung.

Ergebnisse:

AD- und LLD-Patienten erzielten im Vergleich zu der Kontrollgruppe signifikant schlechtere Leistungen in den eingesetzten neuropsychologischen Testverfahren. Im kognitiven Schätzen erzielten AD-Patienten die signifikant schlechteste Leistung im Schätzen der Zeit, die eine Kugel zur runterrollen einer Bahn braucht und LLD-Patienten im Schätzen der sich in einem Glassbehälter befindlichen Murmeln. Insgesamt waren Schätzaufgaben für die tatsächliche Objekte präsentiert wurden durch die untersuchten Störungen (LLD, AD) mehr beeinträchtigt als Aufgaben für die keine Objekte präsentiert wurden. Im Weiteren zeigten sich Korrelationen zwischen den Testverfahren, die auf die Exekutivfunktionen, Aufmerksamkeit, Sprachleistung und semantischen Gedächtnis abzielen und den Schätzaufgaben.

Diskussion:

Zusammenfassend zeigen unsere Daten, dass das objektbezogene kognitive Schätzen durch die Demenz und die Depression beeinträchtigter ist als das nicht-Objektbezogene. Die bei dem kognitiven Schätzen eine wichtige Rolle einnehmenden neuroanatomischen Bereiche sind anhand unserer Daten das frontale (Exekutivfunktion, Aufmerksamkeit) und das temporale Kortex (Sprachleistung). Daneben nimmt noch das semantische Gedächtnis eine wichtige Rolle im nicht-objektbezogenen Schätzen ein. Das kognitive Schätzen kann wertvolle Informationen über die alltagspraktischen Fähigkeiten liefern, dessen Ausmaß in weiteren Studien untersucht werden sollte.

7. Verwendete Literatur

Alexopoulos GS. Depression in the elderly. Lancet 2005;365:1961-70.

Alexopoulos GS. The assessment and treatment of depressed-demented patients. In: Nelson J, ed. Geriatric Psychopharmacology. New York, USA: Decker, 1998:223-44.

Alexopoulos GS, Meyers BS, Young RC, Mattis S, Kakuma T. The course of geriatric depression with "reversible dementia": a controlled study. Am J Psychiatry 1993;150:1693-9.

American Psychiatric Assosiation. Diagnostic and statistical manual of mental disorders – DSM IV TM. 4th ed. Washington, DC: APA, 1994:133-55.

Appollonio IM, Russo A, Isella V, et al. Cognitive estimation: comparison of two tests in nondemented parkinsonian patients. Neurol Sci 2003;24:153-4.

Attkinson RC, Shiffrin RM. Human Memory: A proposed system and its control processes. In: Spence KW, ed. The psychology of learning and motivation: Advances in research and theory. New York, USA: Academic Press, 1968;2:89-195.

Beats BC, Sahakian BJ, Levy R. Cognitive performance in tests sensitive to frontal lobe dysfunction in the elderly depressed. Psychol Med 1996;26:591-603.

Bech P. Depression: influence on time estimation and time experiments. Acta Psychiatr Scand 1975;51:42-50.

Berger AK, Fratiglioni L, Forsell Y, Winblad B, Bäckman L. The occurrence of depressive symptoms in the preclinical phase of AD: a population-based study. Neurology 1999;53:1998-2002.

Berger M, Klein HE. Dexamethasone suppression test: a biologic marker of endogenous depression? Eur Arch Psychiatry Neurol Sci 1984;234:137-46.

Board F, Wadeson R, Persky H. Depressive affect and endocrine functions; blood levels of adrenal cortex and thyroid hormones in patients suffering from depressive reactions. AMA Arch Neurol Psychiatry 1957;78:612-20.

Braffman B, Drayer BP, Anderson RE, et al. Dementia. American College of Radiology. ACR Appropriateness Criteria. Radiology 2000;215:525-33.

Brand M, Kalbe E, Fujiwara E, Huber M, Markowitsch HJ. Cognitive estimation in patients with probable Alzheimer's disease and alcoholic Korsakoff patients. Neuropsychologia 2003;41:575-84.

Bresciani L, Rossi R, Testa C, et al. Visual assessment of medial temporal atrophy on MR films in Alzheimer's disease: comparison with volumetry. Aging Clin Exp Res 2005;17:8-13.

Buschke H, Kuslansky G, Katz M, et al. Screening for dementia with the memory impairment screen. Neurology 1999;52:231-8.

Butters MA, Sweet RA, Mulsant BH, et al. APOE is associated with age-of-onset, but not cognitive functioning, in late-life depression. Int J Geriatr Psychiatry 2003;18:1075-81.

Butters MA, Whyte EM, Nebes RD, et al. The nature and determinants of neuropsychological functioning in late-life depression. Arch Gen Psychiatry 2004;61:587-95.

Caine ED. Pseudodementia. Current concepts and future directions. Arch Gen Psychiatry 1981;38:1359-64.

Carrasco MC, Guillem MJ, Redolat R. Estimation of short temporal intervals in Alzheimer's disease. Exp Aging Res 2000;26:139-51.

Coffey CE, Figiel GS, Djang WT, et al. Leukoencephalopathy in elderly depressed patients referred for ECT. Biol Psychiatry 1988;24:143-61.

Coffey CE, Figiel GS, Djang WT, Cress M, Saunders WB, Weiner RD. Quantitative cerebral anatomy in depression. A controlled magnetic resonance imaging study. Arch Gen Psychiatry 1993;50:7-16.

De Toledo-Morrell L, Goncharova I, Dickerson B, Wilson RS, Bennett DA. From healthy aging to early Alzheimer's disease: in vivo detection of entorhinal cortex atrophy. Ann N Y Acad Sci 2000;911:240-53.

Della Sala S, MacPherson SE, Phillips LH, Sacco L, Spinnler H. How many camels are there in Italy? Cognitive estimates standardised on the Italian population. Neurol Sci 2003;24:10-5.

Diener HC, Putzki N, Berlit P. Leitlinien für Diagnostik und Therapie in der Neurologie. 3rd ed. Stuttgart, Germany: Thieme, 2005.

Dilling H, Mombour W, Schmidt MH. Internationale Klassifikation psychischer Störungen. ICD-10 Kapitel V (F). Diagnostische Kriterien für Forschung und Praxis. 4th ed. Bern, Göttingen: KBT Huber & Partner, 2006.

Erickson K, Drevets WC, Clark L, et al. Mood-congruent bias in affective go/no-go performance of unmedicated patients with major depressive disorder. Am J Psychiatry 2005;162:2171-3.

Ferraro FR, Bercier B, Chelminski I. Geriatric depression scale - Short form in Native American elderly adults. Clin Gerontol 1997;17:58-60.

Folstein MF, Folstein SE, McHugh PR. "Mini Mental State". A practical method for grading the cognitive state of patients for the clinician. J Psychiatr Res 1975;12:189-98.

Freeman MR, Ryan JJ, Lopez SJ, Mittenberg W. Cognitive estimation in traumatic brain injury: relationships with measures of intelligence, memory, and affect. Int J Neurosci 1995;83:269-73.

Gallo JJ, Lebowitz BD. The epidemiology of common late life mental disorders in the community: themes for a new century. Psychiatr Serv 1999;50:1158-66.

Georgotas A, McCue RE, Kim OM, et al. Dexamethasone suppression in dementia, depression, and normal aging. Am J Psychiatry 1986;143:452-6.

Gillespie DC, Evans RI, Gardener EA, Bowen A. Performance of older adults on tests of cognitive estimation. J Clin Exp Neuropsychol 2002;24:286-93.

Graham JE, Rockwood K, Beattie BL, et al. Prevalence and severity of cognitive impairment with and without dementia in an elderly population. Lancet 1997;349:1793-6.

Hawkins WL, French LC, Crawford BD, Enzle ME. Depressed affect and time perception. J Abnorm Psychol 1988;97:275-80.

Henry JD, Crawford JR, Phillips LH. Verbal fluency performance in dementia of the Alzheimer's type: a meta-analysis. Neuropsychologia 2004;42:1212-22.

Hill CD, Stoudemire A, Morris R, Martino-Saltzman D, Markwalter HR, Lewison BJ. Dysnomia in the differential diagnosis of major depression, depression-related cognitive dysfunction and dementia. J Neuropsychiatry Clin Neurosci 1992;4:64-9.

Hodges JR. Memory in the dementias. In: Tulving E, Craik FIM, eds. The Oxford handbook of memory. 1st ed. New York, USA: Oxford University Press, 2005.

Jorm AF. History of depression as a risk factor for dementia: an updated review. Aust N Z J Psychiatry 2001;35:776-81.

Kesner RP, Hopkins RO. Short-term memory for duration and distance in humans: role of the hippocampus. Neuropsychology 2001;15:58-68.
Kiloh LG. Pseudo-dementia. Acta Psychiatr Scand 1961;37:336-51.

Knopman DS, DeKosky ST, Cummings JL, et al. Practice parameter: Diagnosis of dementia (an evidence based review). Neurology 2001;56:1143-53.

Kral VA, Emery OB. Long-term follow-up of depressive pseudodementia of the aged. Can J Psychiatry 1989;34:445-6.

Krishnan KR, Goli V, Ellinwood EH, France RD, Blazer DG, Nemeroff CB. Leukoencephalopathy in patients diagnosed as major depressive. Biol Psychiatry 1988;23:519-22.

Krishnan KR, Tupler LA, Ritchie JC Jr, et al. Apolipoprotein E-epsilon 4 frequency in geriatric depression. Biol Psychiatry 1996;40:69-71.

Kurz A, Diehl J, Riemenschneider M, Perneczky R, Lautenschlager N. Leichte kognitive Störung. Nervenarzt 2004;75:6-15.

Kurz A, Riemenschneider M, Drzezga A, Lautenschlager N. The role of biological markers in the early and differential diagnosis of Alzheimer's disease. J Neural Transm Suppl 2002;62:127-33.

Lamberty GJ, Bieliauskas LA. Distinguishing between depression and dementia in the elderly: a review of neuropsychological findings. Arch Clin Neuropsychol 1993;8:149-70.

Lansing AE, Ivnik RJ, Cullum CM, Randolph C. An empirically derived short form of the Boston naming test. Arch Clin Neuropsychol 1999;14:481-7.

Lawton MP, Brody EM. Assessment of older people: self-maintaining and instrumental activities of daily living. Gerontologist 1969;9:179-86.

Leopold NA, Borson AJ. An alphabetical 'WORLD'. A new version of an old test. Neurology 1997;49:1521-4.

Levinoff EJ, Phillips NA, Verret L, et al. Cognitive estimation impairment in Alzheimer disease and mild cognitive impairment. Neuropsychology 2006;20:123-32.

Lezak MD, Howieson DB, Loring DW. Neuropsychological Assessment. 4rd ed. New York, USA: Oxford University Press, 2004.

Lindeboom J, Weinstein H. Neuropsychology of cognitive ageing, minimal cognitive impairment, Alzheimer's disease and vascular cognitive impairment. Eur J Pharmacol 2004;490:83-6.

Luria AR. Working Brain: An introduction to neuropsychology. 1st ed. Basic Books, 1973.

Mack WJ, Freed DM, Williams BW, Henderson VW. Boston Naming Test: shortened versions for use in Alzheimer's disease. J Gerontol 1992;47:154-8.

Mahoney FI, Barthel D. Functional evaluation: The Barthel Index. Md State Med J 1965;14:56-61.

McKhann G, Drachman D, Folstein M, Katzman R, Price D, Stadlan EM. Clinical diagnosis of Alzheimer's disease: report of the NINCDS-ADRDA Work Group under the auspices of Department of Health and Human Services Task Force on Alzheimer's disease. Neurology 1984;34:939-44.

Mendez MF, Doss RC, Cherrier MM. Use of the cognitive estimations test to discriminate frontotemporal dementia from Alzheimer's disease. J Geriatr Psychiatry Neurol 1998;11:2-6.

Migliorelli R, Tesón A, Sabe L, Petracchi M, Leiguarda R, Starkstein SE. Prevalence and correlates of dysthymia and major depression among patients with Alzheimer's disease. Am J Psychiatry 1995;152:37-44.

Mitrushina M, Satz P. Repeated testing of normal elderly with the Boston Naming Test. Aging (Milano) 1995;7:123-7.

Montgomery SA, Asberg M. A new depression scale designed to be sensitive to change. Brit J Psychiat 1979;134:382-9.

Morris JC, Heyman A, Mohs RC, et al. The Consortium to Establish a Registry for Alzheimer's Disease (CERAD). Part I. Clinical and neuropsychological assessment of Alzheimer's disease. Neurology 1989;39:1159-65.

Müller MJ, Greverus D, Dellani PR, et al. Functional implications of hippocampal volume and diffusivity in mild cognitive impairment. Neuroimage 2005;28:1033-42.

O'Carroll R, Egan V, MacKenzie DM. Assessing cognitive estimation. Br J Clin Psychol 1994;33:193-7.

Petersen RC. Mild cognitive impairment as a diagnostic entity. J Intern Med 2004;256:183-94.

Reischies FM, Neu P. Comorbidity of mild cognitive disorder and depression - a neuropsychological analysis. Eur Arch Psychiatry Clin Neurosci 2000;250:186-93.

Reitan RM, Wolfson D. The Halstead-Reitan Neuropsychological Battery. Theory and clinical interpretation. Neuropsychology Press, 2006.

Riemenschneider M, Lautenschlager N, Wagenpfeil S, Diehl J, Drzezga A, Kurz A. Cerebrospinal fluid tau and beta-amyloid 42 proteins identify Alzheimer disease in subjects with mild cognitive impairment. Arch Neurol 2002;59:1729-34.

Rovner BW, Broadhead J, Spencer M, Carson K, Folstein MF. Depression and Alzheimer's disease. Am J Psychiatry 1989;146:350-3.

Schmidt KH, Metzler P. Wortschatztest. Weinheim, Germany: Beltz Test GmbH, 1992.

Sevigny MC, Everett J, Grondin S. Depression, attention, and time estimation. Brain Cogn 2003;53:351-3.

Shallice T, Evans ME. The involvement of the frontal lobes in cognitive estimation. Cortex 1978;14:294-303.

Sheline YI. Neuroimaging studies of mood disorder effects on the brain. Biol Psychiatry 2003;54:338-52.

Sheline YI, Sanghavi M, Mintun MA, Gado MH. Depression duration but not age predicts hippocampal volume loss in medically healthy women with recurrent major depression. J Neurosci 1999;19:5034-43.

Shoqeirat MA, Mayes A, MacDonald C, Meudell P, Pickering A. Performance on tests sensitive to frontal lobe lesions by patients with organic amnesia: Leng & Parkin revisited. Br J Clin Psychol 1990;29:401-8.

Shulman KI. Clock-drawing: is it the ideal cognitive screening test? Int J Geriatr Psychiatry 2000;15:548-61.

Smith ML, Milner B. Differential effects of frontal-lobe lesions on cognitive estimation and spatial memory. Neuropsychologia 1984;22:697-705.

Spiegel R, Brunner C, Ermini-Fünfschilling D, et al. A new behavioral assessment scale for geriatric out- and in-patients: the NOSGER (Nurses' Observation Scale for Geriatric Patients). J Am Geriatr Soc. 1991;39:339-47.

Strauss E, Sherman EMS, Spreen O. A Compendium of Neuropsychological Tests. Administration, Norms and Commentary. 3rd ed. New York, USA: Oxford University Press, 2006.

Stuss DT, Knight RT. Principles of Frontal Lobe Function. 1st ed. New York, USA: Oxford University Press, 2002.

Taylor R, O'Carroll R. Cognitive estimation in neurological disorders. Br J Clin Psychol 1995;34:223-8.

Taylor WD, MacFall JR, Payne ME, et al. Greater MRI lesion volumes in elderly depressed subjects than in control subjects. Psychiatry Res 2005;139:1-7.

Testa JA, Ivnik RJ, Boeve B, et al. Confrontation naming does not add incremental diagnostic utility in MCI and Alzheimer's disease. J Int Neuropsychol Soc 2004;10:504-12.

Thomas AJ, O'Brien JT, Davis S, et al. Ischemic basis for deep white matter hyperintensities in major depression: a neuropathological study. Arch Gen Psychiatry 2002;59:785-92.

Tulving E, Donaldson W. Organisation of memory. New York, USA: Academic Press, 1972.

Verhaeghen F, Salthouse TA. Meta-analyses of age-cognition relations in adulthood: estimates of liniar and nonliniar age effects and structural models. Psychol.Bull 1997;122:231-49.

Williams BW, Mack W, Henderson VW. Boston Naming Test in Alzheimer's disease. Neuropsychologia 1989;27:1073-9.

8. Anhang

8.1 Verzeichnis der Tabellen und Abbildungen

Tab. 1: Demographischen Charakteristiken der Patienten und Kontrollen — 22

Tab. 2: Leistung der AD-Patienten im Vergleich zu den KP — 30

Tab. 3: Leistung der AD-Patienten im Vergleich zu den LLD-Patienten — 31

Tab. 4: Leistung der LLD-Patienten im Vergleich zu den KP — 32

Tab. 5: Kognitive Schätzleistung der AD-Patienten im Vergleich mit den KP — 33

Tab. 6: Kognitive Schätzleistung der AD- im Vergleich mit den LLD-Patienten — 33

Tab. 7: Kognitive Schätzleistung der LLD-Patienten im Vergleich mit KP — 34

Tab. 8: Leistung der Probanden in Bezug zu den reellen Werten — 37

Tab. 9: Ergebnisse der Diskriminanzanalyse — 38

Tab.10: Korrelationen zw. Schätzaufgaben und Neuropsychologie bei den AD-Patienten — 40

Abb. 1: Leistung der Probanden in den Schätzaufgaben Kugel A und B — 35

Abb. 2: Leistung der Probanden in der Schätzaufgabe Murmeln — 36

Abb. 3: ROC-Kurve — 38

8.2 Verzeichnis der verwendeten Abkürzungen

Abb.	Abbildung
AD	Alzheimer-Demenz
ApoE	Apolipoprotein E
BNT	Boston Naming Tets
bzw.	beziehungsweise
CCT	Computer Tomographie
CET	Cognitive Estimation Test
d.h.	das heißt
DST	Dexamethason Hemm Test
KP	Kontrollpersonen
LLD	Altersdepression (late life depression)
LST	Letter Sorting Test
MADRS	Montgomery-Asperg-Depression Rating Scale
MCI	Mild Cognitive Impairment
MIS	Memory Impairment Screen
MMSE	Mini Mental State Exam
MRT	Magnet-Resonanz-Tomographie
PET	Positron- Emissions-Tomographie
SPECT	Single-Photon-Emissions-Computertomographie
s.u.	Siehe unten
Tab	Tabelle
TKS	Test zum kognitiven Schätzen
TMT A	Trail Making Test A
TMT B	Trail Making Test B
v.a.	vor allem
WST	Wortschatztest
z.B.	zum Beispiel

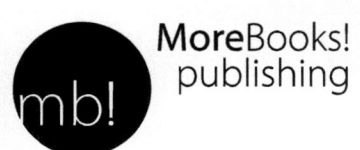
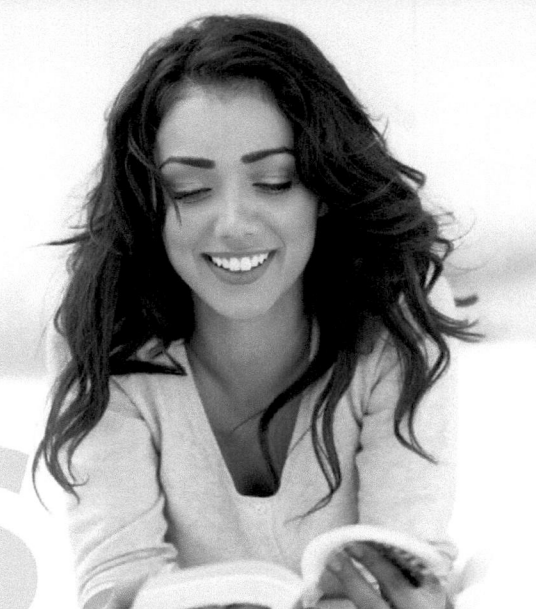

i want morebooks!

Buy your books fast and straightforward online - at one of world's fastest growing online book stores! Environmentally sound due to Print-on-Demand technologies.

Buy your books online at
www.get-morebooks.com

Kaufen Sie Ihre Bücher schnell und unkompliziert online – auf einer der am schnellsten wachsenden Buchhandelsplattformen weltweit! Dank Print-On-Demand umwelt- und ressourcenschonend produziert.

Bücher schneller online kaufen
www.morebooks.de

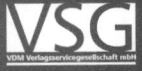 VDM Verlagsservicegesellschaft mbH
Heinrich-Böcking-Str. 6-8   Telefon: +49 681 3720 174   info@vdm-vsg.de
D - 66121 Saarbrücken   Telefax: +49 681 3720 1749 www.vdm-vsg.de